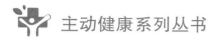
主动健康系列丛书

RUXIAN ZHUDONG JIANKANG

乳腺主动健康

组织编写　广西医学科学院·广西壮族自治区人民医院

主　　编　黎君君　李　健　伍秋霞　邹全庆

广西科学技术出版社

·南宁·

图书在版编目（CIP）数据

乳腺主动健康 / 黎君君等主编. --南宁：广西科
学技术出版社，2024.5
（主动健康系列丛书）
ISBN 978-7-5551-2200-5

Ⅰ.①乳… Ⅱ.①黎… Ⅲ.①乳房疾病—防治 Ⅳ.
①R655.8

中国国家版本馆CIP数据核字（2024）第099461号

乳腺主动健康

主编 黎君君 李 健 伍秋霞 邹全庆

责任编辑：李宝娟 　　　　　　　　装帧设计：韦娇林
助理编辑：李维英 　　　　　　　　责任印制：陆 弟
责任校对：夏晓雯

出 版 人：梁 志 　　　　　　　出版发行：广西科学技术出版社
社　　址：广西南宁市东葛路66号　邮政编码：530023
网　　址：http://www.gxkjs.com
印　　刷：广西民族印刷包装集团有限公司

开　　本：787 mm×1092 mm　1/16
字　　数：169千字 　　　　　　　印　　张：9.25
版　　次：2024年5月第1版 　　　印　　次：2024年5月第1次印刷
书　　号：ISBN 978-7-5551-2200-5
定　　价：58.00元

序　一

健康是人类永恒的话题，也是人类终其一生所追求的目标。健康是人生幸福的源泉，是生命之基。当前全球面临着诸多公共卫生挑战，人民对高质量健康的需求不断推动着健康新质生产力的发展，全人群主动寻求健康是新时代对健康的新定位、新要求，同时赋予健康新的时代内涵。从影响健康因素的广泛性出发，顺应新时代发展需求，变"被动医疗"为"主动健康"，推动"以治病为中心"向"以人民健康为中心"转变，积极探索构建主动健康服务体系，全方位地关注全人群的全生命周期健康。

广西医学科学院·广西壮族自治区人民医院发挥主动健康服务示范引领作用，着力构建主动健康服务体系，连续三年推动"构建主动健康服务体系"写入自治区政府工作报告，"倡导'主动健康'"概念写入《广西卫生健康发展"十四五"规划》。大河奔流，涓滴汇聚，理论先行，实践紧随。广西医学科学院·广西壮族自治区人民医院率先以理论筑基，用实践探究真理，先后出版《主动健康理论与实践》《主动健康服务体系》两本专著，为主动健康与主动健康服务体系打牢理论根基，构建"3+1+2"主动健康信息平台和"5+1"主动健康APP，先后成立二三级主动健康中心，引领主动健康服务体系实质性建设推进。

扎根沃土，枝叶凌云。变被动为主动，全面提升全人群的健康主观能动性，将药物治疗转化为以非药物治疗为主的"预防为主""主动干预"和"自我健康管理"。广西医学科学院·广西壮族自治区人民医院重点围绕营养、运动、睡眠、心理和中医等方面，在主动健康根基理论的基础之上散发枝叶，充分发挥专科建设的优势，对眼、鼻、乳腺等重点学科进行主动健康理论与实践的探索，焦点化探索主动健康学科发展，组织编写"主动健康系列丛书"。丛书分为《眼主动健康》《鼻主动健康》《乳腺主动健康》《睡眠主动健康》《运动主动健康》《营养主动健康》《中医主动健康》和《心理主动健康》八个分册，以不同专科的视角为切入点，进一步充实和丰富了主动健康的内涵，也为多学科协同开展主动健康管理实践给予了针对性的指导。

八本书聚焦各自领域在主动健康方面的理论研究和实践应用，内容翔实明了，具有较强的理论指导性和实践操作性，对八个学科主动健康的细化发展具有里程碑式的意义，为八个学科的发展注入新生且澎湃的力量，使未来的发展有了新的方向。八本书打破教科书式的晦涩难懂、"有教无类"的局面，不再局限于专业的医学人士，而是人人都可以看懂的、通俗的、富有内涵的、指导性意义较强的图书，对于提高人群的健康主观能动性具有重要意义，是一套值得推荐并仔细品读的作为健康生活指南的好书。

北海虽赊，扶摇可接。主动健康的新赛道已开辟，还有诸多细化的领域等着仁人志士一起探索，在肥沃的土地与扎实的根基上静待花开。

中国工程院院士

中南大学临床药理研究所所长

序 二

——◆◆◆◆◆——

山因脊而雄，屋因梁而固。一人健康是立身之本，人民健康是立国之基。

健康是促进人类全面发展的必然要求，是经济社会发展的基础条件，是民族昌盛和国家富强的重要标志，也是广大人民群众的共同追求。《"健康中国2030"规划纲要》提出了"健康中国"建设的目标和任务。党的二十大报告指出，要把保障人民健康放在优先发展的战略位置，完善人民健康促进政策。这就要求我们从影响健康因素的广泛性出发，关注生命全周期、健康全过程，将维护人民健康的范畴从疾病防治拓展到影响健康的各个领域，将健康理念融入各项政策，实现健康与经济社会协调发展。以"预防为主""主动干预""广泛参与""自我管理"等为特征的主动健康逐渐受到社会和知识界的关注。

主动健康是以政府为主导，充分调动全社会的积极性，强调个人是健康的第一责任人，以信息学和生物组学等新技术为支撑，推行健康生活方式，有效监测和干预健康危险因素，促进全民健康的健康管理新模式。主动健康更强调主动获取健康信息和实施有利于健康的行为，强调个人是自我健康的责任人，并重视人类主动选择健康行为的能力，是从"治已病"到"治未病"的转变。

在一系列国家战略背景下，主动健康模式应运而生，至此，主动健康服务的良性发展环境已形成。主动健康服务体系是依托主动健康技术，连续动态采集健康信息，组建健康大数据队列，构建全方位、全人群、全生命周期危险因素控制、行为干预、疾病管理和健康服务的技术与产业支撑体系。构建主动健康服务体系对于提升全民健康主观能动性、提高全民健康素养水平、减少非必要药物干预和降低医疗费用等具有重要意义，也是增进人民健康福祉、建设"健康中国"的重要举措。

"十四五"时期是加快建设健康广西、推动卫生健康事业高质量发展的关键时期。推进建设健康广西，是当前努力满足全区各族人民健康新期盼的一项迫切任务。广西高度重视主动健康服务体系的构建。在广西医学科学院·广西壮族自治区人民医院的推动下，"构建主动健康服务体系"已连续三年被写入自治区政府工作报告，"倡导'主动健康'概念"也被写入《广西卫生健康发展"十四五"规划》。

为深入贯彻习近平总书记关于卫生健康领域的重要讲话和重要指示精神，广西医学科学院·广西壮族自治区人民医院从理论和实践两方面先行、先试探索构建主动健康服务体系，将取得的成效积极在全区推广应用，为建设健康广西做出应有贡献。一方面，主动健康理论研究团队相继出版《主动健康理论与实践》《主动健康服务体系》专著，为主动健康的实践提供了理论基础；另一方面，主动健康实践团队通过完善"3+1+2"主动健康信息平台和"5+1"主动健康APP，做好五级主动健康中心的推广应用，深化与主动健康第三产业的链接，推动主动健康实践走进广西千家万户，由自治区到14个地级市到111个县（市、区）到1118个镇（乡），再到14164个村，实现从"以治病为中心"到"以人民健康为中心"的转变。

被动医疗建立在还原论的基础上，通过打针、吃药、手术等手段防御和治疗疾病。而主动健康则建立在复杂性科学的基础上，认为人体是一个开放的复杂系统，采用物理、心理、营养等主动干预策略，可增强人体的健康能力与生命活力，进而保持健康状态。由此可见，饮食、运动、睡眠、营养、中医、心理健康等方面在实现主动健康中起到重要作用。为凝心聚力建设新时代中国特色社会主义壮美广西提供坚实的健康支撑，充分发挥专业引领作用，促进全区医疗服务水平提升，广西医学科学院·广西壮族自治区人民医院率先在鼻、眼、乳腺等学科进行主动健康实践探索，并组织编写主动健康系列丛书，包括《眼主动健康》《鼻主动健康》《乳腺主动健康》《睡眠主动健康》《运动主动健康》《营养主动健康》《中医主动健康》《心理主动健康》等八个分册，分别介绍了眼、鼻、乳腺、睡眠、运动、营养、中医、心理等各学科在主动健康领域的理论研究与实践应用，内容丰富、条理明晰，兼具实用性与操作性。丛书以大量的科技文献资料、医学研究和临床试验为基础，融合眼科学、鼻科学、乳腺学、睡眠医学、运动学、营养学、中医学、心理学等诸多学科内容，全面、科学地提供针对性的健康指导，为新时代主动健康管理注入新活力，对形成可复制、可推广的广西主动健康标准具有重要意义，为全区乃至全国各医疗机构建设主动健康服务体系提供了丰富的经验和生动的实践案例，具有重要的指导意义。

征程万里风正劲，重任千钧再奋蹄。为增进人民健康福祉，主动健康研究任重而道远。丛书全体编委耗时数月、反复锤炼，以尺寸之功积千秋之利，最终编写完成这套指导性强、实用性佳的丛书。丛书凝聚着医院全体卫生健康人的拳拳初心，如有不足之处请广大卫生健康同仁及时指正。愿全体卫生健康人共同努力、奋楫笃行，在发展卫生健康新质生产力、推进卫生健康事业高质量发展的道路上继续乘风破浪、行稳致远。

广西医学科学院·广西壮族自治区人民医院

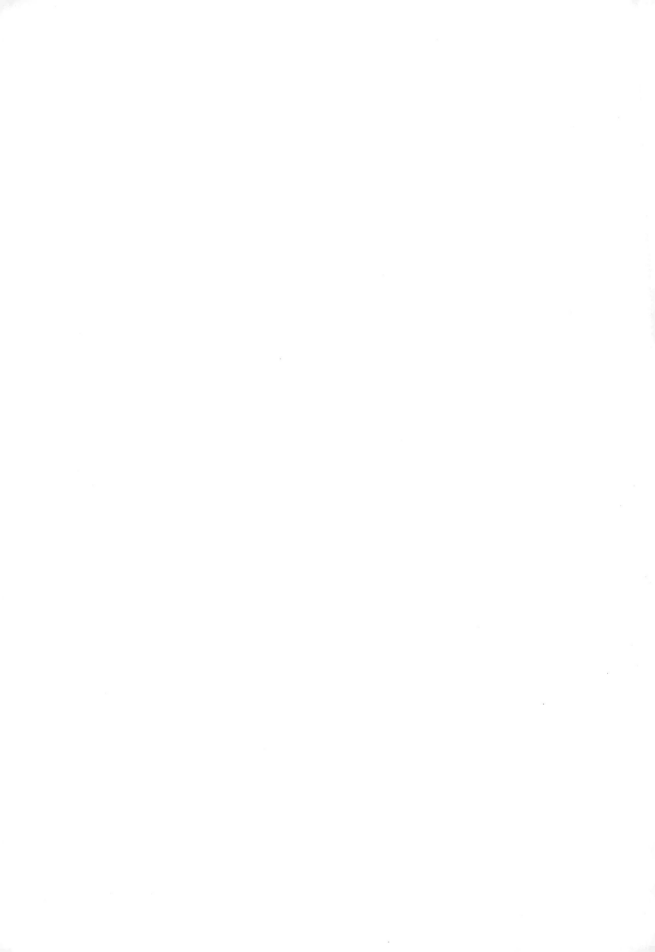

前　言

在当今社会，乳腺健康已成为广大女性关注的焦点。随着人类生活节奏的加快和环境因素的日益复杂多变，乳腺疾病的发病率呈现出逐年提高的趋势，严重威胁着女性的身心健康。因此，提高乳腺健康意识，加强乳腺疾病的预防、筛查、诊断和治疗，已成为全社会共同的责任。在此背景下，《乳腺主动健康》一书应运而生，旨在为广大医务人员提供一部全面、系统、科学的乳腺主动健康理论与实践的指南。

本书共九章，内容涵盖了乳腺主动健康的各个方面，从基础知识到主动健康理念，再到服务体系的构建、筛查评估方法、干预模式、疾病预防、疾病护理、健康教育与科普，以及乳腺主动健康与前沿信息科技的融合及应用，全方位、多角度地阐述乳腺主动健康的理论与实践。

本书第一章对乳腺的解剖结构、生理功能等进行详细介绍，帮助读者建立对乳腺健康的基本认识。通过对乳腺疾病发病机理的探讨，读者能够了解乳腺疾病的发生、发展和转归过程，为后续章节的学习奠定基础。第二章引入乳腺主动健康概念，剖析乳腺健康与乳腺主动健康的内在联系。第三章谈及乳腺主动健康服务体系的内涵、组织体系和运行体系。第四章介绍主动健康模式下乳腺健康筛查评估的方法与应用。第五章详细阐述主动健康模式下乳腺疾病的干预策略，包括中医干预策略、运动干预策略、膳食干预策略、睡眠干预策略、心理干预策略、康复干预策略等六个方面。第六章探索可能存在的危险因素，可进一步了解与乳腺癌发生、发展可能相关的原因，最后对不同影响因素对乳腺癌发生的作用做综合分析，并提出降低发病风险的干预策略。第七章从院前、院中及院后多个护理环节进行全面梳理，强调完善的护理体系对于改善患者预后、减少并发症的重要性。第八章强调健康教育在乳腺主动健康中的重要性，并提出构建乳腺主动健康教育与科普体系的思路和方法。第九章紧跟时代步伐，探讨前沿信息科技在乳腺主动健康中的应用，医疗健康相关技术的更新迭代，互联网、大数据、物联网、人工智能、云计算等高新技术赋能主动健康领域，细分行业蓬勃向上，并结合我们的实践，对乳腺主动健康"3+1+2"平台的使用、乳腺健康移动端数据的联通等进行详细描述。

本书的编写成员均为广西乳腺健康领域的专家学者，具有丰富的临床经验和深厚的学术造诣。在编写过程中，团队成员们秉持着严谨的科学态度，广泛查阅国内外相关文献，深入调研乳腺健康领域的最新进展，力求使本书内容科学、准确、全面。同时，还结合临床实践，将理论知识与实际操作紧密结合，使本书既具有理论深度，又有较强的实用性和可操作性。在成书过程中，编写团队克服了诸多困难，历经多次讨论、修改和完善，最终形成了这本集理论性、实践性、创新性于一体的《乳腺主动健康》。本书的出版，不仅是对乳腺主动健康领域研究成果的一次全面总结，更是对广大女性乳腺健康方面的深切关怀和有力支持。

我们衷心希望，本书能帮助广大医务人员增强乳腺健康主动意识，掌握科学的健康管理方法，预防乳腺疾病的发生，提高广大群众的生命质量和健康水平。同时，我们也期待本书能够进一步推动乳腺健康领域的学术交流与合作，促进乳腺主动健康事业的蓬勃发展，为实现健康中国的宏伟目标贡献绵薄之力。

编者

2024 年 4 月

目　录

第一章　乳腺健康概述···001

第二章　乳腺主动健康概述··013

　　第一节　乳腺主动健康的理论基础·······························014

　　第二节　乳腺主动健康的发展····································017

　　第三节　乳腺健康与乳腺主动健康的内在联系···············021

第三章　乳腺主动健康服务体系构建·································023

　　第一节　乳腺主动健康服务体系的内涵·······················024

　　第二节　乳腺主动健康服务的组织体系·······················027

　　第三节　乳腺主动健康服务的运行体系·······················033

第四章　乳腺主动健康与乳腺健康筛查评估·····················037

　　第一节　风险分层··038

　　第二节　筛查方式··040

　　第三节　筛查评估应用··043

第五章　乳腺主动健康与乳腺疾病干预···························045

　　第一节　中医干预策略··046

　　第二节　运动干预策略··054

　　第三节　膳食干预策略··059

　　第四节　睡眠干预策略··066

　　第五节　心理干预策略··069

　　第六节　康复干预策略··071

第六章　乳腺主动健康与乳腺癌预防 ·······················075

第一节　遗传因素与乳腺癌 ·······················076

第二节　非遗传因素与乳腺癌 ·······················079

第三节　乳腺癌高危因素的识别 ·······················085

第四节　乳腺癌的预防手段 ·······················087

第七章　乳腺主动健康与乳腺疾病护理 ·······················091

第一节　院前阶段的护理 ·······················092

第二节　院中手术治疗和全身治疗阶段的护理 ·······················097

第三节　院后随访阶段的护理 ·······················106

第八章　乳腺主动健康教育与科普体系构建 ·······················113

第一节　乳腺主动健康教育与科普体系构建的方法 ·······················114

第二节　乳腺主动健康教育与科普体系构建的目标 ·······················118

第三节　乳腺主动健康教育与科普体系构建的意义 ·······················120

第九章　乳腺主动健康与前沿信息科技的融合及应用 ·······················123

第一节　乳腺主动健康"3+1+2"平台的使用 ·······················124

第二节　乳腺健康移动端数据的联通 ·······················126

参考文献 ·······················129

第一章

乳腺健康概述

　　在维护乳腺健康的道路上，我们不断追寻科学的脚步，探寻如何更好地理解和维护这一女性重要的生理结构。乳腺不仅是女性身体的一部分，更是与女性生理、心理健康息息相关。了解乳腺的基本结构、功能以及其在不同生理阶段的变化，是维护乳腺健康的基础。拥有健康的乳房对于女性自身、家庭、社会都具有重要的意义。然而，随着生活节奏的加快、环境因素的变化以及不良生活习惯的影响，乳腺疾病发病率逐年上升，已成为威胁女性健康的重要因素之一。在本章中，我们将首先对乳腺健康进行简要的介绍，再对当前乳腺健康面临的问题和挑战进行描述和分析。

一、乳腺的解剖结构

　　乳房是由表面的皮肤、皮下的纤维结缔组织以及乳腺组织共同组成的。乳腺组织内包含着纤维结缔组织组成的间质和乳腺的小叶导管系统所组成的实质。

　　1. 形态

　　性成熟期未生育女性的乳腺呈圆锥形，富有弹性；而已生育、哺乳的女性及绝经期女性的乳房则有不同程度的下垂，弹性降低。乳头、乳晕位于乳腺的中央区，乳头是各乳腺腺叶的输乳管开口的汇聚点，故乳头上有 15 ～ 20 个乳腺导管开口。与乳腺腺叶的排列方式相似，乳管从周围呈放射状向乳头汇聚，到达乳头下方后转向前进入乳头，乳头、乳晕部的手术若有必要应垂直状切开乳头或放射状切开乳晕，不应切除或切断无病变的导管。乳晕部含乳晕腺，常呈小结节状突出于乳晕的表面，部分女性可较明显，其可分泌油脂样物质保护乳头、乳晕。此外，乳晕还富含皮脂腺、汗腺和毛囊。临床上人为地以乳头、乳晕为中心按水平线和垂直线将乳腺分为外上、外下、内上、内下及乳头、乳晕所在的中央区。

　　2. 位置

　　乳腺的大体解剖范围如下。内侧达到同侧的胸骨缘，外侧达到同侧的腋中线，上缘达到第 2 肋骨水平，下缘达到第 6 肋骨水平，大部分乳腺位于胸大肌的表面，小部分乳腺位于前锯肌、腹外斜肌及腹直肌前鞘的表面。有时乳腺可向外上方延伸至腋窝，称为乳腺的尾部，又称为 Spence 腋尾。

3. 结构

乳腺小叶是乳腺的结构与功能的基本单位，其由 10 ～ 15 个末梢膨大的腺泡、与腺泡相连续的腺泡管及与腺泡管相连接的终末导管共同组成，而临床上终末导管的远端、腺泡管及其腺泡这个解剖区域称为终末导管小叶单元，是乳腺癌和各种乳腺增生疾病的主要发生部位。许多的乳腺小叶构成乳腺腺叶，不同的乳腺腺叶内的乳腺小叶数目不等，在妊娠期可大量增生。15 ～ 20 个乳腺腺叶构成乳腺的实质。乳腺腺叶呈放射状排列，腺叶之间无相通的导管，故在手术切开乳腺实质时，应取放射状切口，这样对乳腺腺叶的影响最小。

乳腺的导管系统是构成乳腺实质的重要结构，是乳腺腺泡分泌乳汁的排出通道，与腺泡直接相通的导管为腺泡管，向外依次为终末导管、分支导管、输乳管。输乳管在近乳头部与一个梭形膨大相连，该膨大的部分称为乳管壶腹部，或称为输乳窦，输乳窦向外的管径出现一个短距离的狭窄部后开口于乳头区。临床上从乳头开始由浅入深以分支导管口为标志，将乳腺导管人为地分为大导管、Ⅰ级导管、Ⅱ级导管等。

在乳腺的小叶内，乳腺腺泡及各级导管的基底膜外为疏松的纤维结缔组织所包绕，这些局限在乳腺小叶内的疏松结缔组织与乳腺实质一样，也随着月经周期的变化而增生、复原，在乳腺增生性疾病中往往也伴随增生，该处的纤维细胞与其他部位的纤维细胞有所不同，在乳腺癌组织中的纤维细胞可表达一些金属蛋白酶以及芳香化酶等，前者的过度表达可促进乳腺癌细胞转移，而后者可在乳腺原位合成雌激素，从而造成局部的高雌激素微环境，促进雌激素依赖性乳腺癌细胞的增殖。位于乳腺小叶间的纤维组织则为较致密的结缔组织，与其他部位的纤维组织相似，不随月经周期的变化而变化。整体来看，乳腺小叶内的腺泡、导管被小叶内纤维组织包绕、固定，形成立体结构，而小叶间的纤维结缔组织包绕在小叶、腺叶周围，固定并维系着小叶及腺叶之间的排列，除乳头、乳晕外，整个乳腺再被一层皮下脂肪结缔组织所包绕，从而形成锥形或半球形的乳房外形。

乳腺是位于浅筋膜内的器官，乳腺通过其表层的脂肪组织的浅层（即浅筋膜的浅层）与表面的皮肤相连。乳腺的后方为浅筋膜的深层，与深部的胸大肌表面的深筋膜之间存在一个潜在的腔隙性结构，此结构由疏松的结缔组织组成，故乳腺与其后方的胸大肌之间可在一定范围内相对滑动，这个自然的腔隙性结构称为乳房后间隙。在乳腺组织内，存在着垂直于胸壁的纵向条索状纤维结构，其向表面连接着浅筋膜的浅层，向深面连接着浅筋膜的深层，中间贯穿于乳腺的小叶导管之间，起着固定乳腺结构的作用，被称为乳腺的悬韧带。当乳腺癌组织、术后的瘢痕组织或外伤引起的脂肪坏死等病变累及悬韧带时，悬韧带受到不同程度的牵拉，可使病变表面的皮肤出现不同程度的凹陷。

二、乳腺的生理功能

1. 分泌乳汁

乳腺最主要的生理功能是在女性生育后分泌乳汁。在分娩后，胎盘娩出，女性体内孕激素水平降低，催乳素水平提高，刺激乳腺开始分泌乳汁。婴儿吸吮乳头时，会刺激神经反射，促使垂体分泌催产素，引起乳腺腺泡周围的肌上皮细胞收缩，将乳汁排出。乳汁中含有丰富的蛋白质、脂肪、糖类、维生素和矿物质等营养成分，可为婴儿提供营养，满足婴儿生长发育的需要。同时，乳汁中还含有多种免疫因子，如免疫球蛋白、乳铁蛋白等，能够增强婴儿的免疫力，预防感染疾病。

2. 参与性征发育

乳腺是女性第二性征的重要组成部分。在青春期，随着性激素水平的提高，乳腺开始发育，乳房逐渐增大，形成女性特有的体型特征。乳腺的发育程度和形态也受到遗传、营养、环境等多种因素的影响。乳腺在一定程度上也参与了性吸引力的形成。丰满的乳房往往被视为女性美丽和性感的象征，在两性关系中可能起到一定的作用。

三、女性不同时期的乳腺

1. 新生儿及幼儿期的乳腺

由于从母体带来的多种胎盘激素的作用，新生儿在出生后的 1 ～ 2 周内，乳腺上皮增生，导管上皮向导管腔内分泌少许乳汁样物质，导管腔增大，乳头可出现溢液现象，这是正常的生理现象。随着母体的胎盘激素浓度在新生儿体内的逐渐降低，这种现象一般在新生儿出生后 3 ～ 4 周消失。随后直至青春期到来的这一时期，人类的乳腺保持相对稳定的状态，男女性的乳腺基本上无本质的生理和解剖差异。

2. 青春发育期的乳腺

青春期是性功能走向成熟的成长阶段，其间女性体格、性征、生理、内分泌等方面变化明显。女性青春期的第一个表现或特征就是乳腺发育。中国的女孩进入青春期的平均年龄为 12 ～ 15 岁，且在城市生活的女孩要在此基础上提早2 ～ 3 年。虽然青春期的发育年龄差别较大，但是还是有一定的规律可循的，一般先由乳腺发育开始，然后是腋毛、阴毛长出，身材长高，内外生殖器的发育，再到青春期的标志——月经初潮。一般乳腺的发育要较月经初潮早 2 ～ 3 年，可在 8 ～ 10 岁就开始。青春期启动的动力为下丘脑内侧基底部神经元脉冲性释放的促性腺激素释放激素（GnRH）增高，促使垂体前叶——腺垂体的黄体生成素（LH）、卵泡刺激素（FSH）的脉冲性分泌，逐步诱导卵巢分泌雌激素。乳腺的发育反过来表明卵巢已开始分泌雌激素，在其他激素，如催乳素、生长素等的共同参与下，乳腺由青春期前的相对静止期过渡到迅速发育期，乳腺导管及周围间质增生，导管伸长、分支，小导管末端基底细胞增生，发育为小叶芽，出现管腔，从而初步形成小叶结构。在雌激素的作用下，脂肪组织、乳腺内的纤维结缔组织数量增多，乳腺质地变软，乳腺内的血管增生以满足增生乳腺等的血供需求。由于乳腺的体积增大较为迅速，此时的女孩可感到局部的疼痛或胀痛，属正常生理现象。

由于此期乳腺的发育较快，或卵巢功能尚未发育完全等，乳腺的发育可呈现出不均一性，即表现为部分区域的乳腺发育相对成熟，而部分区域相对幼稚，从而在临床上表现出部分区域有肿块感，或局限性增厚感，质地较韧，属生理现象，可在将来的发育中逐渐消失，或在下一次月经周期开始的 1 周内出现质地变软、肿块感不明显等表现。医生应进一步在不同的月经周期间随访，不要误诊为乳腺肿瘤而盲目手术。

3. 性成熟期的乳腺

正常的月经周期是体内神经内分泌周期在效应器——子宫的表现，与子宫一样，乳腺也是这个下丘脑 - 垂体 - 卵巢内分泌轴产生的性激素周期的效应器，会出现与子宫同步的周期性变化。在卵泡期，雌激素水平逐渐提高，促使乳腺导管伸展，导管上皮及腺泡内腺上皮增生，导管腔扩展，管周的小叶内纤维组织增生、水肿，同时雌激素有组胺样作用，导致乳腺小叶内血管扩张，组织充血、水肿。进入黄体期后，体内的孕激素水平逐渐提高，催乳素水平亦随之提高。在雌激素、孕激素和催乳素的协同作用下，小叶内乳腺腺泡内腺上皮细胞肥大、增生，细胞内出现脂质样分泌颗粒，并有少量分泌现象，乳腺进一步充血，月经前3～4天更为明显。在临床上，此时患者常感到双乳胀痛，体检时乳腺增厚。月经期内，雌激素、孕激素水平迅速降低，乳腺的导管和小叶内腺上皮细胞萎缩，部分脱落，小叶内纤维组织的充血和水肿消退，腺上皮的分泌活动下降，以腺泡为主的乳腺小叶体积缩小，乳腺结构恢复到排卵期状态，临床上乳腺的胀痛可部分或完全缓解，但乳腺往往不能完全恢复到原来的状态，从而使乳腺在每一个周期的变化中积累一些增生的结构。乳腺随月经周期的周而复始重复着上述的规律性变化，乳腺增生的部分结构一次又一次积累，使乳腺的结构呈现出增生状态的不均一性，临床上表现为部分乳腺组织，往往是外上象限，局限性增厚伴结节感，质地较韧，在月经前往往表现明显。在月经期后，上述的增厚感会有所减轻，其中在月经来潮的1周内（5～7天），乳腺受各种激素的影响较小，是临床乳腺检查的适宜时间。对乳腺的可疑增厚，若无明显的恶性证据，可嘱随访观察。

　　4. 妊娠及哺乳期的乳腺

　　妊娠期体内最明显的变化就是雌激素、孕激素、绒毛膜促性腺激素、催乳素等激素水平的提高。怀孕的初期，在高浓度雌激素的作用下，乳腺的导管增生、分支增多，乳晕色素沉着。在孕激素的作用下，新的乳腺小叶形成，小叶内的腺泡增多。在催乳素的作用下，孕前腺泡双层的腺上皮结构转化为单层的腺上皮结构，腺泡内的腺上皮细胞（初乳细胞）合成初乳并可部分分泌到腺泡腔内。催乳素在妊娠10周时开始增高，并持续至分娩前达到最高峰。催乳素血浓度在孕3个月开始增高为正常生理浓度的3～5倍，这刺激了乳腺腺上皮合成及少量分泌，但在高浓度的胎盘激素的对抗作用下，此期的乳腺尚无明显的泌乳活动。分娩后，由于孕妇体内雌激素、孕激素水平的迅速降低，对催乳素的抑制作用解除，乳腺腺泡上皮分泌活跃，并可很快授乳。催乳素水平在产后有所降低，但在每次哺乳过程中，婴儿的吸吮可通过乳头的神经－内分泌反射性地引起产妇的催乳素大量分泌，催乳素血浓度在短时间内可上升10倍以上，此期的乳腺可因腺泡及导管内存在的大量乳汁而明显增大。断乳后，由于乳头的神经－内分泌反射不复存在，催乳素的分泌亦不再有明显的分泌高峰，乳汁的分泌将逐渐停止，腺泡逐渐萎缩，数目减少，导管内径变窄，间质内纤维增多。大约在断乳 3 个月后，乳腺基本恢复到妊娠前状态。此期乳腺在临床体检上表现为体积增大，质地变韧，若内有肿块则不易触及，往往导致不能及时发现一些病变，临床应予以重视。

5. 绝经期的乳腺

在绝经期，随着卵巢功能的减退，乳腺的导管、小叶腺泡结构均逐渐出现萎缩，其中以小叶腺泡结构的萎缩最为明显，乳腺间质纤维化，脂肪组织增多，乳腺下垂、体积变小，显微镜下在多数的纤维结缔组织中可见残留萎缩的导管系统结构。

四、乳腺健康的定义

乳腺健康通常指乳腺在结构和功能上处于正常状态，主要包括以下几个方面。

1. 外观正常

双侧乳房大小对称，位置适中，无明显畸形或异常隆起、凹陷。乳房皮肤光滑，无红肿、皮疹、破溃、橘皮样改变或酒窝征等异常表现。乳头大小适中，无内陷、偏斜、糜烂或溢液等情况。乳晕颜色均匀，无异常改变。

2. 内部结构正常

乳腺组织在超声检查、钼靶检查等影像学检查中表现为均匀的结构，无肿块、结节、钙化灶等异常征象。乳腺导管无扩张、扭曲或阻塞。脂肪组织和结缔组织分布均匀，无异常增生或减少。

3. 功能正常

青春期后，随着女性生理周期的变化，乳腺能正常地出现周期性的轻微胀痛、肿胀等变化，月经后恢复正常。这表明乳腺对体内激素水平的变化有正常反应。对于处于哺乳期的女性，乳腺能够顺利地分泌乳汁，且乳汁的质量和分泌量正常，能够满足婴儿的营养需求。同时，输乳管通畅，无堵塞或炎症，确保乳汁能够顺利排出。

4. 无疾病症状

在非生理期和非哺乳期，乳房皮肤无明显红肿，乳腺无疼痛、瘙痒、麻木、灼热等异常感觉。

五、乳腺健康的意义

1. 对女性自身的意义

乳腺健康可以让女性拥有良好的身体形象，使女性更加自信，从而提高生活质量。乳腺疾病可能导致乳房疼痛、变形等问题，影响女性的日常生活和心理健康。对于准备生育和已经生育的女性来说，健康的乳腺是顺利进行哺乳的关键。良好的乳腺可以为婴儿提供充足的营养，促进婴儿的健康成长。健康的乳腺是女性整体身体健康的重要组成部分。乳腺疾病如果不及时发现和治疗，可能会发展为严重的健康问题，甚至危及生命。早期发现和治疗乳腺恶性肿瘤可以大大提高治愈率和生存率。

2. 对家庭的意义

女性的健康对家庭的幸福至关重要。乳腺疾病不仅会给女性自身带来痛苦，也会给家庭带来担忧和负担。保持乳腺健康可以让家庭更加和谐、幸福。健康的乳腺可以为婴儿提供优质的母乳。母乳喂养对婴儿的健康有很多好处，如增强免疫力、促进智力发育等。

3. 对社会的意义

女性是社会的重要劳动力资源。乳腺疾病可能会影响女性的工作能力和生产力，给社会经济发展带来一定的损失。保持乳腺健康可以提高女性的工作效率，让她们为社会做出更大的贡献。早期预防和治疗乳腺疾病可以减少医疗资源的消耗。如果乳腺疾病得不到及时控制，就可能需要进行复杂的治疗，耗费大量的医疗资源。

六、影响乳腺健康的因素

1. 内分泌因素

内分泌失调可能导致乳腺增生、乳腺纤维腺瘤、乳腺癌等疾病的发生风险提高。例如，长期的内分泌失调可能使雌激素和孕激素的比例失衡，刺激乳腺组织过度增生，形成乳腺结节或肿块。内分泌失调还可能影响乳腺的免疫功能，使乳腺组织更容易受到感染，如非哺乳期乳腺炎。

（1）雌激素：雌激素在女性青春期乳腺发育中起着关键作用。它刺激乳腺导管的生长和分支，促进乳腺组织的增生，使乳房逐渐增大、隆起，呈现出女性特有的体态特征。在月经周期中，雌激素水平的波动也会影响乳腺的生理状态。在月经前期，雌激素水平相对较高，可能导致乳腺组织充血、肿胀，部分女性会感到乳房胀痛。长期高水平的雌激素暴露可能提高乳腺疾病的风险。例如，一些女性由于内分泌失调、肥胖等，体内雌激素水平持续提高，容易引发乳腺增生、乳腺纤维腺瘤等良性疾病。雌激素还与乳腺癌的发生、发展密切相关。研究表明，雌激素可以刺激乳腺细胞的增殖和分化，当乳腺细胞受到某些致癌因素的影响时，高水平的雌激素可能会促进乳腺癌细胞的生长和扩散。

（2）孕激素：孕激素与雌激素协同作用，共同调节乳腺的生理功能。在月经周期的黄体期，孕激素水平提高，与雌激素一起促进乳腺腺泡的发育和成熟，为可能的受孕和哺乳做准备。怀孕后，孕激素水平持续提高，进一步刺激乳腺组织的发育，为产后泌乳创造条件。适当的孕激素水平对乳腺有一定的保护作用，它可以抑制乳腺细胞的过度增殖，降低乳腺疾病的发生风险。如果孕激素水平失衡，也可能对乳腺健康产生不良影响。例如，孕激素水平过低可能导致乳腺组织发育不良，提高乳腺增生等疾病的发生率。

（3）催乳素：催乳素是一种主要由垂体分泌的激素，在哺乳期促进乳汁的分泌。它能够刺激乳腺腺泡细胞合成和乳汁分泌，同时调节乳腺的代谢和免疫功能。催乳素水平过高或过低都可能对乳腺健康产生影响。例如，高催乳素血症可能导致乳房胀痛、溢乳等症状，还可能与乳腺增生、乳腺纤维腺瘤等疾病有关。

（4）雄激素：虽然雄激素在女性体内的水平相对较低，但是它对乳腺健康也有一定的影响。适量的雄激素可以与雌激素相互作用，维持内分泌平衡。雄激素水平过高或过低也可能影响乳腺健康。例如，多囊卵巢综合征患者常伴有雄激素水平提高，这可能使她们患乳腺疾病的风险提高。

2. 环境因素

（1）电离辐射：长期接触高剂量的电离辐射，如医疗辐射（X射线、CT扫描等）、核辐射等，会提高患乳腺癌的风险。尤其是在年轻时接受过胸部放疗的女性，其患乳腺癌的风险更高。

（2）非电离辐射：目前，对于手机、电脑等电子产品产生的非电离辐射对乳腺健康的影响尚无定论，但一些研究认为长期暴露在高强度的非电离辐射下可能会对人体产生一定的不良影响。

（3）农药和化肥：农产品中的农药残留和土壤中的化肥可能会通过食物链进

入人体，对乳腺健康产生潜在危害。一些农药和化肥被认为具有内分泌干扰作用，可能影响体内激素水平，提高乳腺疾病的发生风险。

（4）工业污染物：工业生产过程中排放的化学物质，如多氯联苯、二噁英、苯并芘等，可能会污染空气、水和土壤，进而影响乳腺健康。这些化学物质具有致癌性和内分泌干扰作用，长期接触可能提高患乳腺癌的风险。

（5）化妆品和个人护理产品：一些化妆品和个人护理产品中含有可能会对乳腺健康产生影响的化学物质，如邻苯二甲酸酯、对羟基苯甲酸酯等。这些化学物质可能具有内分泌干扰作用，可影响体内激素水平。

3. 饮食因素

（1）脂肪：摄入过多的饱和脂肪酸，如肥肉、黄油、奶油等，可能会提高患乳腺癌的风险。这可能是因为饱和脂肪酸会导致体内激素水平的变化，尤其是使雌激素水平提高，从而刺激乳腺细胞的生长。反式脂肪酸常见于加工食品和油炸食品，如炸薯条、炸鸡、糕点等。长期摄入反式脂肪酸会提高患心脏病和乳腺癌的风险。反式脂肪酸会干扰正常的激素代谢，影响乳腺细胞的生长和分化。

（2）膳食纤维：膳食纤维摄入不足可能会影响乳腺健康。膳食纤维可以促进肠道蠕动，缩短有害物质在肠道内的停留时间，降低患乳腺癌的风险。此外，膳食纤维还可以调节体内激素水平，减少雌激素的产生。

（3）维生素和矿物质：维生素 D 对乳腺健康具有重要作用。它可以调节细胞的生长和分化，抑制肿瘤细胞的生长。缺乏维生素 D 可能会提高患乳腺癌的风险。维生素 E 是一种抗氧化剂，可以保护细胞免受自由基的损伤。一些研究表明，维生素 E 可能对乳腺健康有益，但目前的证据还不充分。钙对乳腺健康也有一定的影响。一些研究发现，摄入足够的钙可以降低患乳腺癌的风险。钙可以调节细胞的生长和分化，抑制肿瘤细胞的生长。碘是甲状腺激素的重要组成部分，甲状腺激素对乳腺健康也有一定的影响。一些研究表明，碘缺乏可能会提高患乳腺癌的风险。

（4）酒精：长期大量饮酒会提高患乳腺癌的风险。酒精会影响体内激素水平，尤其会使雌激素水平提高，从而刺激乳腺细胞的生长。此外，酒精还会损害肝脏功能，影响激素代谢。

（5）大豆异黄酮：大豆异黄酮是一种植物雌激素，存在于大豆及其制品中。一些研究表明，适量摄入大豆异黄酮可能对乳腺健康有益，但也有一些研究认为大豆异黄酮可能会提高患乳腺癌的风险。目前，对于大豆异黄酮对乳腺健康的影响还存在争议。

（6）咖啡和茶：咖啡和茶中含有咖啡因和茶多酚等成分，这些成分可能对乳腺健康产生影响。一些研究发现，适量饮用咖啡和茶可能对乳腺健康有益，但也有一些研究认为咖啡和茶可能会提高患乳腺癌的风险。目前，对于咖啡和茶对乳腺健康的影响还需要进一步研究。

4. 情绪因素

长期的焦虑、抑郁、愤怒等不良情绪会影响人体的内分泌系统。这些负面情绪可能导致体内激素水平失衡，尤其会使雌激素和孕激素的分泌紊乱。内分泌失调会使乳腺组织受到不良刺激，提高乳腺增生、乳腺结节等疾病的发生风险。例如，长期处于高度紧张状态的职业女性，患乳腺增生的概率往往较高。不良情绪还会削弱人体的免疫力。当免疫力下降时，身体对疾病的抵抗力减弱，乳腺组织更容易受到各种致病因素的侵袭。研究表明，长期情绪低落的人患乳腺癌的风险可能会有所提高。这可能是因为免疫系统无法及时清除异常细胞，导致乳腺细胞发生癌变的概率增大。

七、乳腺的日常保健

1. 养成良好的生活习惯

（1）规律作息：保持充足的睡眠，每晚尽量保证 7 ～ 8 h 的睡眠时间。良好的睡眠有助于调节内分泌，维持身体的正常代谢，对乳腺健康有益。避免熬夜，熬夜会打乱身体的生物钟，影响激素水平，提高患乳腺疾病的风险。

（2）适度运动：每周至少进行 150 min 中等强度的有氧运动，如快走、慢跑、游泳等。运动可以增强体质，提高免疫力，还可以帮助控制体重，降低乳腺疾病的发生率。此外，可以进行一些力量训练，如举重、俯卧撑等，有助于增强胸部肌肉，使乳腺得到一定的支撑。

2. 均衡饮食

均衡饮食，减少高热量、高脂肪、高糖和高盐食物的摄入，避免过度肥胖。肥胖是引起乳腺疾病的一个危险因素，控制体重可以降低乳腺疾病的患病风险。保证各种营养物质的摄入，包括蛋白质、碳水化合物、脂肪、维生素和矿物质等。多吃新鲜的蔬菜水果、全谷类食物、低脂肪乳制品等。多吃富含膳食纤维的食物，如豆类、燕麦、蔬菜等。膳食纤维可以促进肠道蠕动，缩短毒素在体内的停留时间，对乳腺健康有益。多吃富含维生素 C、维生素 E 和 β- 胡萝卜素的食物，如柑橘类水果、坚果、绿叶蔬菜等。这些维生素具有抗氧化作用，可以保护细胞免受自由基的损伤。

3. 心理调节

学会应对生活中的压力，采取有效的减压方法，如冥想、瑜伽、深呼吸等。长期的高压力状态会影响内分泌系统，提高患乳腺疾病的风险。合理安排工作和生活，避免过度劳累。适当休息和放松可以帮助恢复体力和改善精神状态，提高身体的抵抗力。积极乐观的心态对乳腺健康也很重要，应避免过度焦虑、抑郁等负面情绪，学会调整自己的心态，以平和的心态面对生活中的各种挑战。

4. 乳腺自查

（1）自查时间：女性从 20 岁开始应每月进行一次乳腺自查。绝经前妇女最好在月经结束后的 7 ～ 10 天进行，此时乳腺比较松软，容易发现异常。绝经后妇女不限定自查时间，可在每月固定的时间进行自查。

（2）自查方法：首先观察乳房的外观，包括乳房的大小、形状、皮肤颜色等是否有变化，注意是否有凹陷、隆起、红肿、皮疹等异常情况。用手指指腹轻轻触摸乳房，从乳房的外上象限开始，顺时针方向依次检查各个象限，最后检查乳头和乳晕，注意是否有肿块、压痛、硬结等异常情况。最后轻轻挤压乳头，观察是否有分泌物。如果有分泌物，注意其颜色、性质和量的变化。还要注意触摸双侧腋下及锁骨上下区域，注意有无肿块。

5. 定期乳腺体检

乳腺体检项目包括乳腺超声检查、乳腺 X 线检查（钼靶）、乳腺 MRI 检查等。这些检查可以帮助早期发现乳腺疾病，提高治疗效果。对于有乳腺癌家族史、乳腺不典型增生病史、胸部放疗史等的高危人群，建议增加检查的频率。

第二章

乳腺主动健康概述

　　乳腺健康是女性健康的重要组成部分。在当今社会，越来越多的女性开始关注乳腺健康，积极采取主动健康的方式来呵护自己的身体。例如，主动了解乳腺知识，认识常见的乳腺疾病症状和风险因素；保持积极乐观的心态，释放压力，为乳腺健康营造良好的内在环境；合理饮食，摄入富含营养的食物，为乳腺提供充足的养分。主动健康意味着我们不再仅仅依赖于医生的诊断和治疗，而是主动采取措施应对疾病。对于乳腺健康而言，主动健康包括定期进行自我检查、保持健康的生活方式、进行适当的运动、合理饮食以及保持良好的心态等。通过主动关注乳腺健康，我们可以及早发现潜在的问题，并及时采取治疗措施。

第一节　乳腺主动健康的理论基础

　　随着人口老龄化发展、慢性疾病患病率提高以及新型冠状病毒肺炎疫情对人类健康观念的冲击，人们的健康理念发生了变化——不生病、少生病、低成本治病，才是人民生命健康的根本保障。主动健康的核心理念是以人民健康为中心，利用物理、心理等非药物手段对人体施加可控刺激，通过主动激发人体自我修复、自我组织能力，实现低成本、可持续的健康保障新路径，构建人类健康医学新模式，开辟健康保障第二战场。

　　乳腺主动健康的理论基础主要涵盖以下几个方面。

一、预防医学理念

1. 一级预防

　　一级预防强调在疾病尚未发生时采取措施，通过健康教育、生活方式干预、心理调节等，降低乳腺疾病的发生风险。

（1）健康教育：向公众普及乳腺健康知识，提高公众对乳腺疾病的认识和重视程度。教育内容包括乳腺的结构和功能、常见乳腺疾病的症状、危险因素以及预防方法等。通过各种渠道，如媒体宣传、社区讲座、健康手册等，传播乳腺健康信息，增强女性的自我保健意识。

（2）生活方式干预：保持健康的生活方式是预防乳腺疾病的重要措施，这包括合理饮食、适度运动、戒烟限酒、保持良好的睡眠等。例如，合理饮食，增加蔬菜、水果、全谷物等富含膳食纤维和维生素的食物的摄入，减少高脂肪、高热量、高糖和加工食品的摄入；适度运动，增强体质，控制体重。

（3）心理调节：长期的焦虑、抑郁等不良情绪可能影响内分泌系统，提高乳腺疾病的发生风险。因此，学会心理调节，保持良好的心态至关重要。可以通过冥想、瑜伽、深呼吸等放松技巧，以及与亲朋好友交流、参加社交活动等方式缓解压力，保持心理平衡。

（4）避免危险因素：了解乳腺疾病的危险因素，并尽量避免接触。例如，避免长期使用含有雌激素的化妆品和保健品；减少接触环境中的有害物质，如辐射、化学污染物等。对于有乳腺疾病家族史的人群，应更加关注自身乳腺健康，定期进行乳腺检查，并采取相应的预防措施。

2. 二级预防

二级预防强调的是早期发现、早期诊断和早期治疗乳腺疾病。

（1）定期筛查：定期进行乳腺筛查是早期发现乳腺疾病的关键。建议女性从特定年龄开始（一般为 40 岁左右），定期进行乳腺超声检查、乳腺 X 线检查（钼靶）等。对于高危人群，如家族中有乳腺癌患者、BRCA-1 或 BRCA-2 基因突变携带者等，应根据医生的建议提前开始筛查，并增加检查的频率。

（2）自我检查：女性应学会自我检查乳房，每月进行一次。自我检查可以在月经结束后的 7 ～ 10 天进行，此时乳房比较松软，容易发现异常。自我检查的方法包括观察乳房的外观、触摸乳房和腋窝，检查是否有肿块、疼痛、皮肤改变等异常情况。如果发现异常，应及时就医。

（3）早期诊断和治疗：如果在筛查或自我检查中发现异常，应及时就医进行进一步的检查和诊断。早期诊断可以改善乳腺疾病的预后，降低死亡率。对于确诊的乳腺疾病，应根据病情选择合适的治疗方法，如手术、放疗、化疗、内分泌治疗等。同时，患者应积极配合医生的治疗，保持良好的心态，这有助于提高治

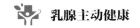

疗效果和改善生活质量。

3. 三级预防

三级预防强调防止病残和促进功能恢复，提高患者的生存质量，延长寿命，降低病死率。

（1）规范治疗：已经确诊乳腺疾病的患者，应接受规范的治疗，遵循医生的治疗方案，按时服药、定期复查，确保治疗的有效性和安全性。在治疗过程中，可能会出现一些不良反应，如恶心、呕吐、脱发等。患者应积极与医生沟通，采取相应的措施缓解不良反应，提高治疗的依从性。

（2）康复护理：乳腺疾病患者在治疗后需要进行康复护理，以促进身体的恢复和提高生活质量。这包括饮食调理、适当运动、心理支持等。具体来说，患者应保持良好的饮食习惯，增加营养摄入，促进身体康复；根据身体状况选择适当的运动方式，如散步、瑜伽等，增强体质；通过与家属、朋友交流，参加康复支持小组等方式，缓解心理压力，保持积极乐观的心态。

（3）随访管理：乳腺疾病患者在治疗后需要进行长期的随访管理，以监测疾病的复发和转移情况。随访的内容包括定期进行乳腺检查、血液检查、影像学检查等。患者应按照医生的要求定期接受随访，及时发现问题并采取相应的治疗措施。同时，患者也应注意自我观察，如发现乳房异常变化、身体不适等情况，应及时就医。

二、整体医学观念

人体是一个有机的整体，乳腺健康与身体的其他系统密切相关。内分泌系统、免疫系统、消化系统等的功能状态都会影响乳腺的健康。例如，内分泌失调可能导致乳腺增生等疾病；良好的消化功能有助于维持身体的营养平衡，为乳腺提供充足的营养支持。

心理与生理的相互作用强调心理因素对生理健康的影响。情绪波动、压力、焦虑等不良心理状态可能通过神经内分泌系统影响乳腺健康。积极乐观的心态、良好的情绪调节能力有助于维持身体的正常生理功能，降低乳腺疾病的发生风险。

三、循证医学依据

1. 科学研究支持

大量科学研究表明，健康的生活方式、定期的乳腺检查等措施可以有效降低乳腺疾病的发病率和死亡率。例如，研究发现，经常进行体育锻炼的女性患乳腺癌的风险明显低于缺乏运动的女性。循证医学为乳腺主动健康提供了科学依据，使人们能够根据可靠的研究结果制订合理的预防和保健策略。

2. 个性化医疗趋势

随着医学技术的发展，个性化医疗逐渐成为趋势。根据个体的遗传背景、生活方式、环境因素等制订个性化的乳腺健康管理方案，可以提高预防和治疗的效率。例如，对于具有特定遗传突变的人群，可以采取更有针对性的筛查和预防措施。

第二节 乳腺主动健康的发展

中国乳腺主动健康的发展历程是一个从认识到重视、从初步探索到全面发展的过程。在政府、社会和个人的共同努力下，中国的乳腺主动健康事业不断取得新的成就，其发展经历了多个阶段。

一、早期认识阶段

在过去传统的社会观念中，乳房属于私密部位，人们对谈论乳房较为避讳。这种观念导致即使有人发现乳房的异常情况，也往往因为羞于启齿而延误就医，错过了早期诊断和治疗的时机。社会对乳腺健康的宣传教育非常有限。没有专门的机构或组织致力于普及乳腺健康知识，公众获取相关信息的渠道也很少，学校教育中几乎没有乳腺健康的内容，使得女性在成长过程中也难以获得正确的乳腺保健知识。但随着一些知名女性因乳腺疾病去世，人们逐渐认识到乳腺健康的重要性。

二、初步发展阶段

20世纪后期，随着现代医学的发展，中国开始逐步开展乳腺疾病的诊断和治疗工作。超声检查具有无创、无辐射、操作简便等优点，在中国被广泛应用于乳腺疾病的筛查和诊断。随着超声技术的不断进步，如高频超声、弹性超声等新技术的出现，超声检查对乳腺疾病诊断的准确性不断提高，尤其是在致密型乳腺的检查中具有独特的优势。20世纪70年代，美国开始大规模开展乳腺癌筛查项目，通过乳腺X线检查（钼靶），显著提高了乳腺癌的早期诊断率。20世纪80年代，钼靶检查技术开始引入中国。钼靶检查对于发现早期乳腺癌具有重要意义，能够检测出微小的钙化点等异常情况，提高了乳腺癌的早期诊断率。这一技术的推广使得更多的女性能够接受专业的乳腺影像学检查，为乳腺疾病的早期发现和诊断提供了有力的支持。一些医院设立了专门的乳腺科，引进了先进的检查设备。同时，医学教育中也开始加强对乳腺疾病的教学，培养专业的乳腺疾病诊疗人才。

20世纪90年代初，美国雅诗兰黛集团资深副总裁伊芙琳·兰黛和美国《自我》杂志主编彭尼·维克斯勒女士共同发起了粉红丝带运动，旨在提高全球女性对乳腺癌的关注和认识。这一运动逐渐传播开来，为后续的大规模乳腺健康活动奠定了基础。这一时期，部分城市开始开展乳腺疾病的科普宣传活动，提高公众对乳腺健康的认识。许多医疗机构和慈善组织开展了针对乳腺癌的宣传、筛查和救助活动。例如，一些医院会定期举办免费的乳腺检查活动，为女性提供乳腺健康的咨询和检查服务；慈善组织会筹集资金，用于支持乳腺癌的研究和患者的治疗。这些活动虽然规模和影响力相对较小，但是为后来的乳腺主动健康事业积累了经验。一些女性开始关注自己的乳腺健康，主动进行乳腺自我检查。

三、快速发展阶段

20世纪后期，世界卫生组织等国际组织开始关注两癌（宫颈癌和乳腺癌）问题，积极推动各国开展两癌筛查工作，并制定相关的筛查指南和标准，为各国提供技术支持和政策建议。进入21世纪，中国乳腺健康事业迎来了快速发展。政府加大了对医疗卫生事业的投入，推动了乳腺疾病防治工作的开展。各地纷纷开展乳腺疾病筛查项目，为广大女性提供免费或优惠的乳腺检查服务。2003 年 10 月，粉红丝带运动正式进入中国，上海黄浦江上一艘镶满粉红色彩灯的游轮让中国人第一次领略到"粉红丝带"的风采。此后，中国的许多机构和组织也积极参与到粉红丝带运动中，开展了各种形式的宣传和防治活动。同时，社会各界对乳腺健康的关注度不断提高。许多公益组织和企业积极参与乳腺健康宣传和救助活动，通过举办讲座、发放宣传资料、开展义诊等形式，向公众普及乳腺健康知识。医学研究领域也取得了显著进展，科研人员对乳腺疾病的发病机制、诊断方法和治疗手段进行了深入研究，不断推出新的诊疗技术和药物。例如，乳腺癌的早期诊断技术不断提高，保乳手术、靶向治疗等先进治疗方法得到广泛应用。

世界卫生组织国际癌症研究机构发布的全球癌症负担数据显示，2020 年女性乳腺癌首次超过肺癌，成为全球最常见的癌症，其新发病例数约占新发癌症病例数的 11.7%。中国的乳腺癌发病率和死亡率同样不容乐观，近年来中国的乳腺癌发病率以每年 3% 的速度递增，构建乳腺主动健康管理体系迫在眉睫。

2016 年，国务院印发《国务院关于印发"十三五"国家科技创新规划的通知》，具有前瞻性地以健康为中心布局中国人口与健康的科技计划。主动促进健康的提法得到国家的认可，并把主动健康列为重点研发计划专项。"主动健康"一词也就此确定，成为中国为人类健康事业提出的原创概念。为了更好地推动主动健康发展，国家部署多项政策措施，并得到了社会各级组织的响应。其中，2016 年中共中央、国务院印发的《"健康中国 2030"规划纲要》提出全方位、全周期维护和保障人民健康，明确将防治重大疾病放在重要位置。针对高发地区重点癌症开展早诊早治工作，推动癌症的机会性筛查。逐步将符合条件的癌症等重大慢性病早诊早治适宜技术纳入诊疗常规。到 2030 年，实现全人群、全生命周期的慢性病健康管理目标，总体癌症 5 年生存率提高 15%。

四、全面提升阶段

近年来，随着人们生活水平的提高和健康意识的增强，乳腺健康理念深入人心。越来越多的女性将乳腺健康纳入日常健康管理的重要内容，主动采取各种措施预防乳腺疾病。随着信息传播的广泛化和渠道的多元化，乳腺健康知识在社会各个层面得到了更广泛的传播。人们不再仅仅将乳腺健康视为女性的专属问题，男性乳腺健康也逐渐受到关注。大众对乳腺疾病的种类、症状、危险因素以及预防方法有了更清晰的认识。通过社交媒体、健康类 APP、在线讲座等平台，人们可以方便地获取专业的乳腺健康资讯，了解到不良生活习惯如熬夜、高脂肪饮食、缺乏运动等对乳腺健康的潜在影响，从而主动调整生活方式以降低患病风险。

在医疗方面，互联网技术的发展推动了远程医疗和智慧医疗在乳腺健康领域的应用。患者可以通过在线平台与医生进行远程咨询和诊断，方便快捷地获取医疗服务。同时，智能穿戴设备和移动医疗 APP 可以实时监测乳腺健康指标，为患者提供个性化的健康管理建议。例如，一些智能内衣内置传感器，可以监测乳腺温度、压力等指标，一旦发现异常就及时提醒用户就医。移动医疗 APP 可以记录用户的乳腺自我检查结果、就诊记录等信息，为医生提供全面的健康数据，方便医生进行远程诊断并给出治疗建议。随着医学科技的不断进步，各种先进的乳腺诊断技术得到广泛应用。超声、钼靶、MRI 等技术的分辨率和准确性不断提高，使医生能够更早地发现乳腺病变。同时，人工智能辅助诊断系统也开始在乳腺影像诊断中发挥重要作用，提高了诊断的效率和准确性。一些高端医疗机构采用 3D 乳腺钼靶技术，能够更清晰地显示乳腺组织的细微结构，提高早期乳腺癌的检出率。人工智能辅助诊断系统可以快速分析大量的乳腺影像数据，为医生提供准确的诊断建议，减少误诊和漏诊的可能性。此外，社会各界和政府继续加大对乳腺健康事业的支持力度。学校将乳腺健康纳入健康教育课程体系，针对不同年龄段的学生开展有针对性的教育活动。从青春期开始，学生们就能了解乳腺的生理结构和功能，以及如何进行自我保健。社区也积极组织乳腺健康讲座、宣传活动和义诊，为居民提供面对面的咨询和检查服务。政府加大对乳腺健康事业的政策支持和投入力度，将乳腺疾病筛查纳入公共卫生服务项目，提高筛查的覆盖率和质量。同时，政府还完善医保政策，扩大乳腺疾病治疗的报销范围，减轻患者的经济负担。例如，一些地区推出免费的乳腺癌和宫颈癌筛查项目，为适龄女性提供定期的乳腺检查服务。乳腺疾病防治体系的不断完善，为实现乳腺主动健康提供了有力保障。

第三节　乳腺健康与乳腺主动健康的内在联系

乳腺健康与乳腺主动健康之间存在着密切的内在联系。乳腺健康是目标追求，乳腺主动健康是实现手段；乳腺健康需要及时治疗，乳腺主动健康强调预防为主。只有充分认识到这些内在联系，并采取积极的行动，才能更好地维护乳腺健康，提高女性的生活质量。

一、目标与手段的关系

1. 乳腺健康是目标追求

乳腺健康代表着一种理想的乳腺状态，即乳腺组织在结构和功能上正常，不受疾病的困扰。这包括乳腺的形态正常，没有肿块、疼痛、肿胀等异常表现；乳腺的导管系统通畅，能够在需要的时候正常分泌和排泄乳汁；乳腺的内分泌调节功能稳定，不会因为激素失衡而引发各种乳腺问题。例如，一位女性在体检中发现自己的乳腺没有任何异常，这意味着她的乳腺处于健康状态，她可以安心地进行日常活动，不必担心乳腺疾病带来的身体不适和心理压力。

2. 乳腺主动健康是实现手段

乳腺主动健康是通过一系列积极主动的行为和措施来维护和促进乳腺健康。这包括采取健康的生活方式，如均衡饮食、适度运动、规律作息等，以增强身体免疫力和提高整体健康水平；进行定期的乳腺自我检查和专业的乳腺筛查，以便早期发现乳腺疾病的迹象；保持积极的心态，学会应对压力等不良情绪，以减少对乳腺健康的负面影响。例如，一位女性坚持每周进行三次有氧运动，每天摄入足够的蔬菜水果，每月进行一次乳腺自我检查，每年进行一次乳腺超声检查，并且通过冥想和瑜伽等方式来缓解工作压力，这些行为都是乳腺主动健康的体现，有助于降低她患乳腺疾病的风险，保持乳腺的健康状态。

二、治疗与预防的关系

1. 乳腺健康强调及时治疗

如果不幸患上乳腺疾病，及时治疗是维护乳腺健康的关键。一旦发现乳腺疾病的症状，如乳房肿块、疼痛、乳头溢液等，应立即就医，进行详细的检查和诊断，再根据疾病的类型和严重程度，选择合适的治疗方法，如手术、化疗、放疗、内分泌治疗等。

同时，在治疗过程中，患者也需要积极配合医生治疗，保持良好的心态和生活习惯，以促进身体的康复。例如，一位乳腺癌患者在接受手术和化疗后，可以通过合理的饮食和适度的运动，增强身体的免疫力，加快康复的进程。

2. 乳腺主动健康强调预防为主

乳腺主动健康的核心在于预防乳腺疾病的发生。了解乳腺疾病的危险因素，如家族遗传史、不良生活习惯、长期的精神压力等，并采取相应的预防措施，可以有效地降低乳腺疾病的发生风险。例如，对于有乳腺癌家族史的女性，可以提前进行基因检测，了解自己的患病风险，并采取更加严格的乳腺筛查措施；对于长期吸烟、饮酒、熬夜的女性，可以通过改变生活方式，降低乳腺疾病的发生率。

乳腺主动健康还注重提高身体的免疫力和自我修复能力。通过合理的饮食、适度的运动和保持良好的心理状态，可以强化身体的免疫系统，使乳腺组织能够更好地抵御疾病的侵袭。此外，保持乳腺的血液循环畅通，有助于乳腺组织的自我修复和更新，减少疾病的发生。

第三章

乳腺主动健康服务体系构建

传统的健康观认为无病即为健康，主要关注身体有没有疾病或虚弱现象。现代健康观强调整体健康，包括身体健康、心理健康、社会适应良好和道德健康。在现有的医学模式下，针对乳腺健康，关注点在于乳腺疾病的诊治和降低患病风险，对个人的心理健康和社会功能重视不够，往往导致乳腺处于亚健康状态或者疾病状态时，患者才寻求治疗，也就是一般意义上的"被动医疗"。随着社会的发展和人们对乳腺健康认识的深化，人们不再仅仅追求乳腺没有疾病，而是主动去追求保持乳腺持续的健康、拥有较高的生活品质和良好的社会适应能力。这种转变就是主动健康，也是医学模式未来发展的方向。但是，中国针对主动健康的概念尚未明确，仅仅停留在个人主动关注健康信息或选择健康行为的层面上，针对主动健康的干预措施在疾病防治、健康促进等方面的系统研究也比较缺乏。随着《主动健康理论与实践》一书的出版，这一缺憾得到了弥补，在此基础上，本章明确了乳腺主动健康服务体系的内涵、组织体系及运行体系，旨在用经济、有效的健康策略，将预防乳腺疾病的关口前移，通过构建乳腺主动健康服务体系，为人民群众的乳腺健康构筑起一道坚固屏障。

第一节　乳腺主动健康服务体系的内涵

一、构建乳腺主动健康服务体系的重大意义

1. 有利于推进健康中国战略

党的十九大作出"实施健康中国战略"的重大决策，将维护人民健康提升到国家战略的高度。党的十九届五中全会强调"大卫生、大健康"的理念。新的健康理念提倡全方位、全周期保障人民健康，这超越了传统的疾病防治范畴，推动

"以疾病为中心"向"以人民健康为中心"转变，更加有效的主动健康模式也应运而生，而乳腺主动健康是其重要组成部分。乳腺主动健康服务体系的构建，将为政府制定实施各项乳腺健康政策提供强有力的参考，加强政府对乳腺主动健康管理的领导，践行"健康中国战略"。乳腺主动健康服务体系的构建也为人们提供可信赖的乳腺健康数据，为人们的乳腺健康行动提供方向。

2. 有利于提高人们的乳腺健康意识

既往研究表明，乳腺健康与个人行为和生活方式密切相关，但中国传统观念认为，乳腺是女性的私密器官，不宜过多讨论，这导致人们忽视了乳腺健康。人们主动参与是乳腺主动健康促进工作的重要基础。乳腺主动健康服务体系的构建不是仅仅面向女性及医务工作者，而是面向全人群；不是仅仅患乳腺疾病期间的管理，而是全生命周期的管理。其有效手段就是鼓励全民主动参与。将乳腺主动健康理念深度融合到健康管理当中，建立践行乳腺主动健康理念，使人们关注乳腺主动健康，并最终建立起良好的生活习惯，拥有先进的健康理念和促进乳腺健康的动力和方向，为实施健康中国战略做好思想上的准备。

3. 有利于提高群体自我健康管理意识

乳腺主动健康服务体系强调个人在乳腺健康方面的权利和义务，强调个人与群体的乳腺主动健康管理。通过各种针对乳腺健康危险因素的分析，全面普及乳腺健康知识，并根据影响乳腺健康的危险因素实施针对性的干预措施，可以促使人们主动参与乳腺的健康管理，为保护和增进自己的乳腺健康而采取积极行动。

4. 有利于提高乳腺健康管理的标准化水平

乳腺主动健康服务体系的构建通过对乳腺健康危险因素和风险进行评估，并提出科学的危险因素干预策略，确保乳腺主动健康行为科学、有效、及时。在构建乳腺主动健康服务体系的过程中，乳腺健康危险因素干预策略必定会成为乳腺主动健康行为的指南。随着干预策略规范和标准的不断改进与完善，乳腺主动健康服务体系的科学性、系统性和规范化、标准化程度必然会不断完善，该体系会成为个人追求乳腺健康的行动方针和医务工作者临床诊疗的参考。

二、乳腺主动健康服务体系的制度创新

乳腺主动健康服务体系具有以下四个方面的创新特征。

1. 新思维

乳腺主动健康服务体系贯穿全生命周期，涉及全人群，倡导乳腺疾病"零级预防"的理念和方法，完善和补充了传统的三级预防体系。主动健康服务体系的构建是提升国民健康素质、缓解医疗卫生资源短缺状况、降低医疗卫生支出、建设健康中国的重要发展方向。

2. 新技术

主动健康服务体系的构建创新地应用包括互联网、物联网、云计算、影像／语音识别、大数据、人工智能、可穿戴设备等技术在内的各种新技术，基于社区、体检中心、医疗服务机构，形成逐渐完善的乳腺健康数据库，为临床医务人员提供庞大而真实的数据，以此帮助临床医务人员制订科学、有效的干预策略，为人民群众及时提供多样化的乳腺健康指导。

3. 新模式

乳腺主动健康服务体系聚焦乳腺健康危险因素控制、全生命周期健康服务等关键问题，发展以药物与非药物协同干预为方向的新型医疗健康服务模式，整合营养、运动、康复、心理、睡眠、中医学等多学科的创新干预路径，以乳腺健康状态动态辨识、乳腺健康风险评估和乳腺健康自主管理为主攻方向，重点突破乳腺健康信息的连续动态采集、乳腺健康大数据融合分析、个性化乳腺疾病预防等难点和瓶颈问题，构建以主动健康科技为引领的一体化健康服务体系，为人民群众提供随时、随地、优质和负担得起的连续乳腺健康综合服务。

4. 新平台

乳腺主动健康服务体系探索运用大数据、物联网等现代科学技术，按照政府主导、社会参与、市场运作的思路，推动搭建乳腺主动健康云平台，为群众提供方便的线上乳腺主动健康服务，并将运动、康复、心理健康测评作为健康促进的重点管理方向，推动线上线下相结合的主动健康服务体系，为人民群众提供方便、快捷的乳腺主动健康指导方案。

三、主动健康服务体系的基本架构

乳腺主动健康服务体系建设是一项参与主体多样、服务对象广泛、内容供给多元的庞大系统工程。它基于全周期、全人群积极探索中国社会主动健康指数的基本框架、指标结构及其权重分布，构建起以环境、行为生活方式、生物遗传、主动健康服务等因素为基本评估框架的主动健康评估体系，通过分析个体和群体乳腺健康危险因素的方式，客观、全面、准确地反映出中国乳腺健康整体状态和发展变化规律，为推进乳腺主动健康服务提供坚实的基础。主动健康危险因素干预策略研究"主动健康＋中医药＋非药物干预"融合的主动健康行动方案，以主动全健康（生理、心理、社会适应、政策、环境、服务）干预为出发点，构建基于中医整体理念、养生理念的，具有主动健康主体地位的技术路径、体系，并制订行动方案。主动健康科技主要是从健康管理的角度建立主动健康科技服务体系，探索人工智能、大数据、区块链、可穿戴设备等技术与主动健康服务的融合问题，构建线上线下健康服务的全链条闭环管理体系。

第二节　乳腺主动健康服务的组织体系

乳腺健康是女性整体健康的重要组成部分，随着现代社会对健康的重视程度不断提升，乳腺疾病的防治已经成为公共卫生领域的重要议题。近年来，随着主动健康理念的普及，乳腺健康管理不再仅仅依赖于传统的被动治疗模式，而是逐渐转向主动预防和健康管理的新模式。乳腺主动健康服务体系正是在这样的背景下应运而生，它通过整合现代科技和医疗资源，以全生命周期管理为核心，力求实现对乳腺健康的全方位、全过程的动态管理。本节将深入探讨乳腺主动健康服务体系的构成要素、主要功能及其面临的挑战与应对策略，为构建完善的乳腺主动健康管理模式提供理论支持与实践参考。

一、乳腺主动健康服务体系的构成要素

1. 提供方：医疗卫生服务机构

在乳腺主动健康服务体系中，主要的服务提供方是医疗卫生服务机构，主要包括公立医院、私立医院、社区卫生服务中心及专科乳腺健康中心等。公立医院作为该体系的主力军，承担乳腺疾病筛查、诊断、治疗和科研等多重任务。私立医院和专科乳腺健康中心则在提供高端定制化服务方面具有优势，能够满足不同层次女性群体的需求。社区卫生服务中心在基层预防、健康教育和初期筛查中发挥着基础性作用，是连接广大女性群体与专业医疗服务的重要纽带。

在实际运作中，医疗卫生服务机构通过建立规范化的诊疗流程和服务标准，确保乳腺健康服务的高效性和准确性。此外，部分医疗机构逐步引入中西医结合的理念，通过将中医调理与现代医学手段结合，丰富乳腺疾病的预防与治疗策略。例如，运用中医体质辨识结合现代基因检测技术，可以为女性制订更加个性化的预防方案，从而更全面地维护乳腺健康。

2. 接受方：女性群体

女性群体作为乳腺主动健康服务的主要接受者，其健康意识和行为直接影响着服务体系的运作效果。近年来，随着健康教育的普及和社会对乳腺健康关注的增加，女性对乳腺疾病的防范意识显著提高。然而，仍有相当一部分女性，特别是农村和偏远地区的女性，对乳腺健康的认知和重视程度不足。因此，在乳腺主动健康服务体系中，加强对女性的健康教育，提升她们的健康素养，是提高服务质量的关键。

乳腺健康管理不仅仅是针对疾病的防治，还包括心理支持、健康指导等多方面内容。通过健康教育、社区宣传和健康体检，女性群体可以在日常生活中形成科学的健康管理行为，降低乳腺疾病的发生率。

3. 第三方：健康管理机构与保险公司

第三方健康管理机构在乳腺主动健康服务体系中扮演着协调者和管理者的角色。通过整合各类健康数据，这些机构能够提供个性化的健康管理方案，并与医疗机构和保险公司合作，确保服务的实施与优化。这些机构通常利用先进的信息技术，如大数据分析、人工智能等，对女性乳腺健康状况进行全面评估，并根据评估结果制订个性化的健康管理方案。

保险公司在乳腺健康服务体系中不仅是支付方，更是服务质量的监督者。通过健康保险产品的设计和推广，保险公司能够引导女性群体更主动地参与到健康管理中来，从而达到降低乳腺疾病发生率和治疗成本的目的。此外，健康保险还可以通过与健康管理机构和医疗机构合作，提供健康筛查、疾病管理等增值服务，为女性群体的健康提供全面保障。

二、乳腺主动健康服务体系的主要功能

1. 健康信息的动态采集与分析

乳腺主动健康服务体系的首要功能是对健康信息的动态采集与分析。现代信

息技术的发展，特别是可穿戴设备、移动医疗应用的普及，使得个人健康信息的采集变得更加便捷和高效。乳腺健康信息的采集包括基因信息、生活方式数据、环境暴露数据等，这些信息可通过多种途径获取并上传至云端进行分析。

通过对健康信息的动态监测，乳腺健康管理能够实现疾病的早期预警和个性化干预。大数据分析和人工智能技术的应用，使得乳腺健康服务能够根据个体的健康信息，预测可能的健康风险，并提供科学的健康指导。例如，通过基因检测，可以识别乳腺癌的遗传风险，并根据检测结果为高风险个体制订定期筛查和预防计划。

2. 健康教育与风险评估

健康教育是乳腺主动健康服务体系的重要组成部分。健康教育的目标是提高女性群体的健康素养，使其能够在日常生活中自觉采取健康行为，从而降低乳腺疾病的发生风险。在健康教育中，应特别强调"三早"（早发现、早诊断、早治疗）原则的重要性，并通过教导女性如何进行自我检查和定期筛查，提升她们早期发现乳腺健康问题的能力。同时，健康教育中也可以融入中医药知识，推广合理饮食、经络调理等中医养生方法，帮助女性在日常生活中加强乳腺健康的自我管理。

为了实现健康教育的广泛覆盖，乳腺主动健康服务体系利用多种媒体渠道，如电视、互联网、社交媒体等，进行健康知识的传播。社区健康中心、妇幼保健机构也通过组织健康讲座、发放健康手册等方式，将健康知识传递到每一个家庭。

风险评估是乳腺健康管理的重要环节。通过对女性的健康信息进行全面评估，乳腺主动健康服务体系能够识别出高危人群，并为其提供个性化的健康管理方案。风险评估不仅关注个体的生理健康状况，还关注其生活方式、家庭病史等多个方面。通过科学的风险评估，乳腺主动健康服务体系能够有效指导个体采取适当的预防措施，从而降低乳腺疾病的发生率。

3. 分级诊疗与远程医疗

分级诊疗是乳腺主动健康服务体系的重要策略之一。在分级诊疗模式下，基层医疗机构负责乳腺健康的初级筛查和健康教育，而疑难病例则由专科医院或乳腺健康中心进行进一步的诊断和治疗。在这一模式中，"三早"原则发挥了至关重要的作用。基层医疗机构的初级筛查使得女性能够尽早发现乳腺健康问题，而现代影像技术和实验室检测则为及时、准确的诊断提供了有力支持。一旦确诊，医疗机构能够迅速制订个性化治疗方案，确保早期干预，从而显著提高治疗效果和改善患者预后。

远程医疗技术的发展使得乳腺健康服务的可及性得到了显著提升。特别是在偏远地区，远程医疗可以通过视频会诊、远程影像诊断等方式，使患者获得专家级的诊疗服务。这不仅缩短了患者的就医距离，也提高了诊疗的及时性和准确性。

4. 健康档案的管理与信息共享

乳腺主动健康服务体系依托信息化手段，建立了完善的电子健康档案系统。每位女性的乳腺健康信息，包括其病史、检测结果、治疗方案等，都在其个人健康档案中得到详细记录。这些档案不仅是个体健康管理的重要工具，也是医疗机构在诊疗过程中的重要参考依据。

信息共享是提高乳腺健康服务体系效率的重要手段。通过电子健康档案系统，医疗机构之间可以实现信息的无缝衔接，避免信息的重复采集和遗漏。在紧急情况下，及时、准确的健康信息共享可以大大提高救治的成功率。此外，信息共享也为健康管理机构进行大数据分析和风险评估提供了丰富的数据支持。

三、乳腺主动健康服务体系面临的挑战与应对策略

1. 医疗资源的分布不均

尽管乳腺健康服务体系在中国的大部分城市已经初具规模，但是医疗资源的分布不均仍然是一个严重的问题。东部沿海地区经济发展较好，医疗资源相对丰富；中西部地区的医疗资源则相对匮乏，导致这些地区的女性在乳腺健康管理方面处于不利地位。为了应对这一挑战，政府和相关部门需要加大对中西部地区医疗基础设施的投入，推动优质医疗资源的下沉。同时，鼓励公立医院与私立机构、基层卫生服务中心开展合作，利用远程医疗技术，弥合城乡之间的服务差距。

2. "信息孤岛"现象

"信息孤岛"现象指的是在一个组织中存在着分散的、难以进行整合的信息系统和数据，使得信息流通不畅，影响决策效率和资源利用率。虽然乳腺主动健康服务体系已经在信息化建设方面取得了显著进展，但是各个医疗机构之间的"信息孤岛"现象仍然存在。这种现象不仅影响了医疗机构之间的合作效率，也阻碍了健康管理的连续性和整体性。"信息孤岛"现象的产生主要是因为不同医

疗机构、健康管理机构和保险公司之间缺乏统一的数据标准和信息系统。为了解决这一问题，必须加快推进信息系统的标准化建设，推动建立全国统一的健康信息共享平台。

首先，政府应主导制定乳腺健康信息的标准化协议，确保不同医疗机构之间的数据能够无缝对接和共享。同时，鼓励各类健康管理机构和保险公司加入信息共享平台，实现数据的互联互通。其次，相关部门要加强信息安全保障，确保在信息共享过程中，患者的隐私能得到有效保护。通过完善的信息安全机制，提升各方参与信息共享的积极性，最终实现乳腺健康信息的全面整合与利用。

3. 健康教育的普及不足

健康教育是乳腺主动健康服务体系的重要组成部分，但目前其普及程度仍然不足，特别是在农村和经济欠发达地区。这些地区的健康教育资源匮乏，女性群体对乳腺健康的认知有限，导致她们未能及时采取有效的预防措施。在这些地区，健康教育可以结合中西医的优势展开。利用中医药文化的广泛接受度，结合远程医疗手段，通过举办中医养生讲座、发放中西医结合的健康手册等方式，扩大乳腺健康教育的覆盖面，提高女性群体对乳腺健康的重视程度，从而有效推广科学的预防和治疗方法。

首先，政府和社会组织应加强健康教育资源的投入，特别是在农村和偏远地区，通过建立健康教育基地、定期开展健康讲座和巡回医疗等方式，扩大健康教育的受众面。其次，利用现代科技手段，如互联网、社交媒体、移动应用等，推行线上健康教育，使得健康知识能够以更便捷、更广泛的方式传播给女性群体。此外，还可以与学校、社区合作，将乳腺健康教育纳入常规的教育和社区活动中，逐步提升全社会的乳腺健康意识。

四、乳腺主动健康服务体系的发展方向

1. 科技赋能乳腺健康管理

未来，随着科技的不断进步，乳腺主动健康服务体系将在人工智能、大数据、物联网和基因组学等技术的推动下，进一步朝着智能化、个性化的方向发展。例如，人工智能技术可以通过深度学习算法，对海量的乳腺影像数据进行分析，从而实现早期的乳腺癌筛查。大数据技术则能够整合不同来源的健康数据，进行复杂的多变量分析，识别出乳腺癌的潜在风险因素，并提供个性化的健康管

理建议。物联网技术的应用，使得智能可穿戴设备能够实时监测女性的乳腺健康状况，并通过数据云端同步，实现连续的健康监测与管理。基因组学的发展也为乳腺健康管理带来了新的视角，通过基因检测，能够提前识别高危人群，并制订针对性的预防策略。

在此基础上，中西医结合的健康管理模式也将在未来发挥更大的作用。将中医体质辨识与现代科技手段相结合，如利用人工智能分析中医体质与乳腺健康之间的关系，能够为女性提供更精准的健康指导和预防策略。这种结合将进一步丰富乳腺健康管理的手段，实现全生命周期的健康管理目标。

2. 健康服务模式创新

乳腺主动健康服务体系在未来的发展中，需要不断创新健康服务模式，特别是要在服务的提供方式和内容上进行突破。传统的健康服务模式往往局限于医疗机构内部，未来的健康服务将更多地向社区和家庭延伸，形成全生命周期的健康管理模式。

一种可能的创新模式是建立"社区健康中心＋互联网"的服务模式，即社区健康中心提供基础的乳腺健康服务，如健康教育、初期筛查和简单治疗，而复杂的诊疗和专科服务则通过互联网平台与大医院对接，利用远程医疗技术实现资源的共享与优化配置。与此同时，健康管理机构还可以通过智能健康管理系统，为每位女性建立个性化的健康档案，并根据其健康状况实时调整健康管理方案，确保乳腺健康管理的连续性和针对性。

此外，鼓励发展健康服务的新业态，如健康旅游、健康管理咨询等，将乳腺健康服务融入更多元的生活场景中，使女性能够在日常生活中更方便地获得乳腺健康服务。例如，健康旅游业可以结合乳腺健康体检，提供专门的健康旅游项目，让女性在旅游放松的同时，完成乳腺健康的检查与管理。

3. 政策支持与体系完善

乳腺主动健康服务体系的发展离不开政策的支持与保障。未来，政府应进一步完善相关政策法规，特别是在健康服务标准化、健康信息保护、保险支付等方面，制定更加细化和具有操作性的规定。同时，政府应支持中西医结合在乳腺健康管理中的应用与推广，并通过制定相关指导性文件和标准，确保中西医结合服务的规范性和科学性。此外，政府还应鼓励中西医结合的研究和实践，以推动乳腺健康管理模式的创新，为更好地保障乳腺健康提供政策支持。

政府还需要加强对乳腺健康服务体系的监管，确保各类健康服务机构依法合规运营，并对其服务质量进行严格监督和评估。此外，政府还可以鼓励社会力量参与乳腺健康服务体系的建设，如通过公益组织、慈善基金会等形式，为乳腺健康管理提供更多的支持与帮助。

乳腺主动健康服务体系的建设，是对女性健康的保障，也是对整个社会公共卫生服务体系的完善与提升。构建以科技为驱动、以服务创新为核心、以政策支持为保障的乳腺健康管理体系，能够有效提高女性乳腺健康水平，降低乳腺疾病的发病率和死亡率。未来，随着社会经济的持续发展和科技的进步，乳腺主动健康服务体系必将不断完善和优化，为实现"健康中国"的目标做出积极贡献。

第三节　乳腺主动健康服务的运行体系

传统的乳腺健康体系主要关注疾病的治疗，现代的乳腺健康体系则强调通过主动干预促进乳腺健康，包括健康教育、早期筛查、个性化治疗等。乳腺健康体系逐渐从被动健康转变为主动健康。乳腺主动健康服务体系是一个集预防、诊疗、康复于一体的全方位健康呵护体系。该体系强调以预防为核心，通过积极开展乳腺普查、义诊、心理讲座与宣教等活动，提高女性对乳腺健康的关注和自我保健意识。同时，依托先进的医疗技术和专家资源，提供精准的乳腺健康早期筛查服务，帮助患者尽早发现乳腺健康风险，并为患者提供定制化的治疗方案和术后康复服务。此外，乳腺主动健康服务体系还致力于探索适合中国国情的乳腺癌"三早"（早发现、早诊断、早治疗）主动健康服务模式，以降低中国女性乳腺癌死亡率，提高女性乳腺健康水平。促进乳腺主动健康服务运行体系的发展需要政府、社会及个人等多方面的支持。

一、政府方面

政府的重视和政策的规划是乳腺主动健康服务运行的起点。为积极响应《健康中国行动（2019—2030 年）》，助力《"健康中国 2030"规划纲要》的实施，中国妇女发展基金会联合北京协和医学院于 2020 年 9 月 6 日在北京启动了乳腺癌"三早"主动健康项目，努力探索适合中国国情的乳腺癌"早发现、早诊断、早治疗"的主动健康服务模式，实现提高女性乳腺健康水平的美好愿望。

中国高度重视妇女健康。从 2009 年"两癌"（宫颈癌、乳腺癌）筛查项目纳入国家深化医药卫生体制改革重大公共卫生服务项目以来，中国妇女健康事业取得了积极的进展和成效。目前，筛查项目已覆盖全国 2600 多个市、县（区），县（区）级的覆盖率超过了 90%。这一成就得益于中国对妇女健康的重视以及各级政府和卫生健康部门的共同努力。开展的大量宫颈癌和乳腺癌筛查有效促进了疾病的早诊早治，提高了妇女的健康水平。未来，随着筛查工作的深入推进和防控策略的不断完善，中国两癌的筛查覆盖率将会进一步提高，为更多妇女带来健康福祉。

目前，乳腺主动健康服务运行方面的具体政策与指南还有待完善。后续需争取政府部门的支持和政策倾斜，加大对乳腺健康服务的投入。政府可以与医疗机构、药企、健康机构等建立合作关系，鼓励医疗机构和企业参与乳腺健康服务，提供财政补贴、税收优惠等激励措施，共同推动乳腺健康事业的发展。整合医疗资源，构建覆盖城乡的乳腺健康服务体系，政府可以为女性提供全方位、全周期的乳腺健康服务。例如，加强筛查与早诊早治：以农村妇女、城镇低保妇女为重点，提高乳腺癌筛查覆盖率，普及防治知识，提高妇女防治意识；完善综合防治网络：健全乳腺癌综合防治网络，完善工作规范和服务流程，提升基层乳腺癌防治能力；推动技术创新与应用：积极运用互联网、人工智能等技术手段，提高筛查质量和效率，促进乳腺健康服务的智能化、精准化；加强人才培养：加大对乳腺健康领域专业人才的培养力度，提高医务人员的专业水平和服务能力；加强宣传与教育：通过多种渠道普及乳腺健康知识，提高公众对乳腺健康的认知和重视程度，形成良好的社会氛围。随着乳腺主动健康服务运行体系的不断完善，乳腺主动健康事业将蓬勃发展，造福社会。

二、社会方面

乳腺主动健康服务的运行是一个综合性的策略，旨在通过主动干预和全方位服务来提高女性的乳腺健康水平，这需要全社会的积极参与和配合。

医院在乳腺主动健康服务运行体系中扮演着至关重要的角色。医院通过整合全区域"产、学、研、用、管"全链条数据资源，利用新一代信息技术，实现对乳腺健康"全人群、全周期、全方位"的三位一体健康管理。医院构建了一支专业的主动健康人才队伍，提供"检查—治疗—管理"一体化全生命周期闭环健康管理服务，专注于乳腺健康。医院通过开设多学科健康管理门诊、发布主动健康 APP、建设健康科普基地等方式，不断创新乳腺主动健康服务模式，提升服务质量。乳腺健康服务不再局限于单一科室，而是由多学科专家团队共同协作，为患者提供全面、综合的诊疗服务。多学科专家团队共同为患者制订最适合其病情的个性化治疗方案，提供手术治疗、药物治疗、放疗、化疗等多种治疗手段，根据患者病情和意愿进行选择。强调术后康复和心理支持的重要性，提供全方位的康复服务。确保患者得到充分的康复，降低复发风险。提供康复指导和营养咨询，帮助患者恢复身体功能。定期随访患者，了解康复进展和乳腺健康状况，及时调整治疗计划。为患者提供心理支持，帮助她们应对疾病带来的心理压力。通过健康管理手段降低乳腺疾病的发生风险。推广健康的生活方式，如均衡饮食、适量运动、戒烟限酒等。提供乳腺健康咨询服务，解答患者疑问，提供个性化的健康管理建议。针对不同年龄段的女性制订特定的乳腺保健方案，如青少年女性的学校健康教育、已婚女性的婚后体检等。建立筛查与诊断机制，提供乳腺健康检查服务，包括基础的乳腺检查以及先进的影像学检查（如乳腺超声检查、钼靶检查等），依托先进的医疗技术和专家资源，提供精准的乳腺健康早期筛查服务，确保高危人群得到及时关注和干预。对高危人群进行定期随访和密切监测。

乳腺主动健康不再只是医疗卫生系统的责任，而是需要全社会共同关注和参与。通过构建乳腺健康"防、筛、诊、治、康"体系，提高女性乳腺健康水平。提升公众意识，加强健康教育，通过媒体、社区、学校等多种渠道普及乳腺健康知识，提高女性对乳腺疾病的认知和自我保健能力。倡导早预防、早发现、早治疗的乳腺癌防治理念。推广乳腺癌筛查项目，提高筛查覆盖率，帮助女性及时发现并治疗乳腺疾病。支持乳腺健康领域的技术研发和创新，推动新技术、新方法的临床应用，提高乳腺健康服务的科技含量和效果。鼓励企业、社会组织和个人积极参与乳腺健康公益活动，通过志愿服务、捐赠等方式为需要帮助的人群提供支持和帮助，共同为乳腺健康事业贡献力量。通过提升公众意识、促进多方合作、强化政策支持、鼓励社会参与以及创新服务模式等措施，共同推动乳腺健康事业的发展，为更多人的健康和生活质量保驾护航。

三、个人方面

乳腺主动健康服务运行体系最终的服务体和受益体是个人，个人与乳腺主动健康服务运行体系的关系密不可分。个人作为乳腺健康的主体，应积极参与乳腺主动健康行动。个人应关注乳腺健康，通过定期体检、自我检查、保持健康生活方式等来预防乳腺疾病。健康饮食、规律作息、适量运动、良好心态都是维护乳腺健康的重要因素。乳腺健康不仅关乎生理健康，还影响心理健康和生活质量。因此，个人应主动采取措施，积极维护乳腺健康，从而提高整体健康水平。例如，学会正确的乳腺自查方法，定期观察乳房形状、大小及皮肤变化，轻柔触摸检查有无肿块或疼痛点，挤压乳头观察是否有异常分泌物；坚持健康的生活方式，保持均衡饮食，减少高糖、高脂食品摄入，戒烟限酒；每周进行适量体育锻炼，促进血液循环；保持良好心态，避免长期情绪压力；根据医生建议，定期进行乳腺健康检查，如乳腺超声检查、钼靶检查等，以便早期发现潜在问题；关注健康资讯，关注乳腺健康相关的科普知识，提高自我保健意识，积极参与乳腺健康宣教活动；一旦发现乳房异常或有疑虑，应及时就医，接受专业医生的检查和治疗建议。

乳腺主动健康服务运行体系为个人提供全方位的乳腺健康管理服务，包括健康教育、风险评估、早期筛查、诊断治疗及康复随访等，旨在提高个人乳腺健康水平，降低乳腺疾病发生的风险。因此，个人应充分认识到乳腺健康的重要性，积极融入乳腺主动健康服务运行体系中，共同促进乳腺健康事业的发展。

第四章

乳腺主动健康与乳腺健康筛查评估

定期规范筛查对乳腺疾病的发现至关重要，不同的风险暴露因素、乳房状态及身心环境状况，都影响着乳腺健康及转归。因此，必须要确定个体的发病风险，据此推荐规范的筛查方式和频率，并确定是否需进行基因检测以及适时的进一步干预措施。对无症状的女性开展乳腺癌筛查，通过有效的个体化早诊策略，降低晚期乳腺癌的发生率及病死率，提高保乳率及生存率。除了改变个体健康状况，也希望早期干预、预判式发现并尽早控制部分乳腺癌发生，可以减少国家医保及慢性病成本支出。

第一节　风险分层

风险分层是参考个人基本情况及病史、家族情况等主要风险因素识别个体罹患乳腺癌的风险，临床医务人员通过不同风险层级对个体进行早期非药物或药物干预。风险分层评估的是罹患乳腺癌的终生风险，而不是死于乳腺癌的风险。大多数女性的风险分层是基于个体及家族史采集的信息来判定的，对于风险分层较高的女性在必要时推荐采用乳腺癌风险预测模型。

目前，虽然没有绝对统一的乳腺癌标准风险预测模型，但是有一些模型已被国内外专家广泛采纳，如 Gail 模型、Claus 模型、Tyrer-Cuzick 模型、BCSC 模型。然而，上述模型均以西方群体数据为基础，针对中国女性患者，建议结合实际情况进行采纳。

一、用于风险分层的主要病史因素

（1）乳腺癌、卵巢癌、输卵管癌或腹膜癌的个人史。

（2）已知自身或亲属携带有致病性遗传性乳腺癌和卵巢癌综合征的致病

突变。

（3）30岁以前接受过胸部放疗。

（4）既往乳腺活检提示高危病变（如导管或小叶相关不典型增生、小叶原位癌等）。

（5）包含月经初潮年龄、首次活产年龄、妊娠次数和绝经状态等临床因素在内的乳腺癌风险预测模型提示的高风险个体。

二、低危人群

大多数女性都无上述危险因素，属于低危人群，即一般风险人群。低危女性的乳腺癌发生率较低，其发病风险随年龄增长而提高，因此年龄是决定筛查时间的最重要因素。目前，大部分国家推荐确定的筛查策略是从成人后开始进行乳腺自我查体、主动获取乳腺科普知识及乳腺癌相关知识宣教，一般不推荐主动进行乳腺影像学筛查，因个人或单位体检的机会性检查可作为个人基线资料存储。

40岁以下的低危女性，尚不推荐进行例行常规筛查。40岁以下人群的发病率低，且中国女性乳腺较致密，钼靶的有效检测性能偏低。若主动参与乳腺筛查，多以自我检查、专业体格检查或乳腺彩超检查为主。对于40～55岁的低危女性，建议主动进行乳腺疾病筛查，可每1～2年进行一次钼靶筛查。结合中国基层医院及各体检单位情况，基于彩超检查不受腺体密度影响的敏感性、可及性及成本效应，彩超检查逐步成为常规主要筛查项目，常与钼靶联合以提高筛查敏感度。对于56～69岁的低危女性，建议根据个体的危险因素和意愿，用钼靶检查及彩超检查筛查乳腺疾病，通常每1～2年筛查一次。70岁及以上高龄女性乳腺癌发病率已逐步下降，建议可根据身体状况及伴随疾病、预期寿命进行自查或机会性筛查，该年龄段的女性选择接受筛查时，可每2年进行一次钼靶检查或彩超检查。

此外，建议所有低危患者积极加入医疗机构主动健康管理平台，定期获取主动健康科普知识，做到人人月度自查，提高自我保健及自觉筛查意识。例如，国家癌症中心中国居民癌症防控行动在线小程序可在线获得居民个体癌症风险。相关研究也表明信息化平台科普知识可显著提高患者疾病知识水平。

三、高危人群

高危人群即前述风险分层为高危的女性。对于高危女性中有一级亲属患乳腺癌的家族史但自身无明确遗传综合征的女性，建议 20 岁以前以自我查体及专科临床查体为主，增强自我意识；20 岁开始在原有手法查体基础上，每年增加一次超声检查；30 ～ 70 岁可将乳腺超声检查增加至每半年一次，同时每年一次轴斜位钼靶检查，如上述检查存在异常应结合实际情况增加乳腺造影或 MRI 检查。如果有一级亲属在绝经前患乳腺癌，则建议从更小的年龄开始筛查。初期以查体为主，也可以根据个人意愿，决定是否进行彩超辅助筛查。随着年龄增长，需更规律、频繁地进行主动体检，即在彩超检查的基础上增加钼靶检查或针对无法分辨的可疑病灶行 MRI 检查。超声辅助筛查可能比辅助性钼靶检查更普及且更经济，尤其在以致密型乳房为主的中国女性中，超声检查作为首要单独筛查意义更大。但超声辅助筛查在结果上不能提高乳腺早期可疑钙化诊断的灵敏性，关于高危女性的钼靶筛查建议每 1 ～ 2 年进行一次。所有高危个体均需纳入主动健康管理体系平台重点人群，制订个体筛查计划，监管追踪筛查结果，对可疑病变个体积极主动干预。

对于高危女性中携带 BRCA 或其他易感基因、有胸部放疗史或估计乳腺癌终生风险超过 20% 的女性，须强调适当筛查的重要性。通常加强筛查手段并加大筛查频率，频率随着年龄增长可由一年一次增加至半年一次，检查方式应在彩超检查及钼靶检查联合的基础上，适时增加 MRI 检查。此外，还须将高危个体纳入主动健康体系重点关注对象或转诊到高危女性筛查门诊，以便进行有效的筛查追踪，及时给予降低风险的治疗措施与强化监测。

第二节　筛查方式

乳腺癌筛查方式包括科普知识获取及乳房检查。前者主要通过专业知识宣教，提高女性群体科学素养，增强女性群体自我保健意识，依靠女性群体自己的保健知识及行动努力，选择健康的生活方式，从而维护、促进自我健康。后者是指借助手法及辅助检查，来排除乳房是否发生异变的常规检查，包括自我查体、专科临床查体、钼靶检查、超声检查、MRI 检查及其他影像学检查等。

一、自我查体

自我查体是个体通过自身感触评估自身乳房情况，包括乳房外形、皮肤改变、有无异常隆起、是否触及肿块、乳头有无异常凹陷或移位、有无破溃溢液、腋窝有无异常肿块等。自我查体通常在个体有效获得健康科普知识后，于月经结束后 7～10 天进行。

二、专科临床查体

专科临床查体可提高乳腺癌早期发现率并降低死亡率，通常在机会性体检时由乳腺外科专科医生进行。专科临床查体多以仰卧位进行，先视诊再触诊后挤压，先健侧后患侧，按外上、外下、内下、内上至中央区顺序检查，应避免遗漏乳头、乳晕及腋尾部。对较丰满者可使用双手配合触诊，检查腋窝区域时，注意放松上肢。尤其是面对炎性乳腺癌、乳头乳晕湿疹样癌及不明原因乳头溢血等情况，单纯影像学辅助检查可能无法判别，这时候必须结合查体才能发现。

三、钼靶检查

钼靶检查作为基本筛查方式，是低危女性乳腺癌筛查的主要方式。X 线检查能更好地分辨乳腺钙化，尤其对于未形成肿块的早期钙化改变乳腺癌，X 线检查可以较其他检查更早发现目标病灶。但对于致密乳腺组织，X 线检查敏感性较低，通常需联合其他筛查方式。钼靶检查通常采取双侧轴斜位摄片，包括头足轴和内外斜位，其常规检查辐射剂量不会危害正常女性健康，但对于孕妇，一般有其他可替代检查时不建议采用。在钼靶检查前，应该告知女性需要暂时压迫乳房，这对减少运动伪影、提高图像质量和减少辐射量很重要。钼靶检查的敏感性和特异性也取决于个体年龄，在年长女性中要高于年轻女性。

四、超声检查

乳腺超声检查对于乳腺囊性及实性肿物分辨率较高，其因经济、无创的优点，成为目前乳腺筛查的重要手段之一，可评估乳腺组织的结构、密度、边界等特征，以及是否存在肿块、囊肿、钙化灶等异常。根据观察到的图像特征，医生可以对乳腺病变进行初步判断，必要时可在超声引导下行穿刺活检及病灶定位等。部分大型三甲医院开展超声造影检查，通过评判造影剂弥散、分布、充盈、血供等特征进一步评估彩超检查发现的可疑的乳腺肿物。

五、MRI 检查

乳腺 MRI 检查是对俯卧位自然状态乳腺进行动态三维立体影像评估，对早期微小病灶发现率及筛查率较高。MRI 检查主要用于进一步评估基本检查发现的可疑病灶或筛查风险更高的女性，尤其适用于携带 BRCA-1、BRCA-2、TP53 基因突变，隆胸及乳房重建术后的个体。其优势在于可有效评估乳房与周围组织的关系，包括 T_1 加权成像、T_2 加权成像、弥散功能及增强动态扫描，从三维多角度了解乳房及周围血管组织变化。乳腺 MRI 检查设备昂贵、专业影像医生成长周期长、患者配合时间长，且有一些相对禁忌证（如体内含金属物质、体质较差、幽闭恐惧症等），因此并非普及筛查的项目。

六、其他影像学检查

现有部分三甲医院开展乳腺 CT 增强检查，通过快速扫描及 3D 成像可提高早期微小病灶检出率（尤其是钙化灶检出率），但目前尚未成为主流筛查手段。目前，尚无充足的医学证据支持对低危女性常规推荐其他成像技术，如 PET-CT，这些技术可以作为部分确诊乳腺癌患者的辅助筛查和诊断方法，但不作为主要筛查方法。

七、乳腺癌筛查的注意事项

（1）一般乳腺癌筛查适用于大多数女性。

（2）致密型乳腺与乳腺癌风险提高有关，且可降低钼靶检查的敏感性。然而，我们不会因乳腺密度而改变基于年龄和风险的一般筛查策略。

（3）乳房切除术后，术侧乳房不常规进行钼靶筛查，对侧乳房推荐行钼靶筛查。体格检查是术侧乳房的首选监测方法。

（4）妊娠期不行常规钼靶筛查。

（5）有严重合并症且预期寿命较短的个体很难从筛查中获益，特别是合并症可能为乳腺癌有效治疗的禁忌证时。因此，此类个体无须行常规影像筛查。

（6）COVID-19 mRNA 疫苗接种可能造成暂时性腋窝淋巴结肿大，从而影响钼靶检查结果的解读。这种情况下，筛查发现腋窝淋巴结肿大时，将由放射科医生结合患者危险因素解读。

第三节　筛查评估应用

一、制订个性化筛查计划

根据女性的年龄、家族史、既往乳腺疾病史等风险因素，制订个性化的乳腺健康筛查计划。一般人群建议从 40 岁开始进行乳腺癌筛查，高危人群建议将筛查起始年龄提前至 20 岁或更早。

二、开展乳腺健康宣教

通过宣传、讲座、义诊等形式提高公众对乳腺健康的认识和重视程度，教育女性如何进行乳腺自我检查，强调定期筛查的重要性。广大女性群众可将乳腺筛查内化为长期固定的习惯性工作。一次或某次筛查阴性并不能"一劳永逸式"放松体检警惕性，临床也不乏两次体检间期发生的肿瘤，而此类短期内生长迅速的肿瘤与不良预后正相关。

三、实施健康管理方案

对于筛查中发现的问题，及时制订并实施健康管理方案，包括健康指导、咨询服务、健康改善计划等，以改善患者乳腺健康状况。筛查阳性个体应正确认识结果的风险性，而不是因身心焦虑而盲目地过度医疗。根据 BI-RADS 分级系统给乳腺病灶分类。对于 BI-RADS Ⅱ 类建议密切随访，或根据症状选择性治疗。对于 BI-RADS Ⅲ 类病灶，可采取密切随访原则，如病灶在随访过程中逐步增大或初始诊疗基线值就较大，可选择性活检或手术切除。同时，主动健康管理平台应定期为上述两类群体制订体检频率计划及长期监管随访。BI-RADS Ⅳ 类则作为引起重视的分水岭，BI-RADS Ⅳ 及以上人群均应纳入主动健康管理平台，进行重点人群专科干预。对于 BI-RADS Ⅳ A 类个体，建议予以活检或手术切除明确病理，对于拒绝侵入性操作的个体建议 3 个月短期随访。当筛查结果提示风险较高者，即 BI-RADS Ⅳ B 及以上女性应积极到专科就诊，进行病灶活检及全身系统评估，不推荐随访等保守处理。

四、利用科技手段提高筛查效率

随着人工智能、大数据等技术的发展和应用，乳腺健康筛查的准确性和效率将得到进一步提高。国外学者利用人工智能技术辅助诊断乳腺疾病，在前期临床实验组研究中发现利用人工智能工具选择人群进行补充 MRI 成像可以提高乳腺癌的早期检出率。西方发达国家已运用传统的计算机辅助诊断系统数年之久，其稳定性持续攀高，而在此基础之上通过"深度学习"的基于人工智能的计算机辅助检测，为乳腺癌筛查的智能化提供了可能，不仅提高了诊断效率，还缩短了病灶检出时间，同时它可以帮助经验欠缺的年轻医生提高诊断效能，可解决基层单位影像诊断专业医生数量少、技术欠缺等问题。科技筛查手段作为一种新兴的技术，在乳腺筛查和诊断方面仍处于探索及临床试验阶段，想要大范围推广应用还需要一定的时间和行业标准及法律法规的制定。为了在中国推动并高质量完成乳腺疾病筛查工作，尤其是基层医疗保健机构面临众多实际困难之际，采用人工智能等新技术可能是一个好的选择。

第五章

乳腺主动健康与乳腺疾病干预

在主动健康模式的引领下,乳腺疾病的干预不再仅仅依赖于传统的被动治疗。主动出击,积极预防和管理乳腺疾病,成为新时代女性守护健康的关键。本章将深入探讨主动健康模式下乳腺疾病的干预策略,开启乳腺健康的全新篇章。主动健康,意味着个体对自己的身体有更深入的了解和掌控。对于乳腺疾病,早期发现、早期干预至关重要。通过定期自我检查、医学筛查以及健康的生活方式,人们可以大大降低乳腺疾病的风险,为自己的健康筑起坚实的防线。近年来,越来越多的研究热点集中于疾病的主动干预,乳腺疾病减增量、去存量的观点逐渐成为主流,在这种主动健康的模式下,中医、运动、膳食、睡眠、心理、康复等措施对于乳腺疾病的影响成为研究的热点。

第一节　中医干预策略

中医作为中国优秀的传统医药科学,是当今国内外医学界与科学界关注的热点,在临床实践中表现出了独特的优势,在未来治未病的发展中具有较大的应用潜力。

中医素来注重养生防病。几千年来,中医不断发展进步,逐渐形成了完整而独特的医学科学体系,为维护人民健康做出了巨大贡献。中医的两大基本特点是整体观念及辨证论治。整体观念强调人本身的完整性,以及人与自然环境、社会环境的统一性。中医学的医疗目的在于维持人体健康的生命活动,保持人体的平衡状态,这种健康观不仅在于治病,还在于调节人体病态之外的非平衡状态。中医学的健康观体现了未来医学发展的方向,与世界卫生组织这些年所提出的健康观念和标准非常接近。当前人群多发的乳腺良恶性疾病的病因已表现出多因素的倾向,往往难以找出导致其发病的直接因素。中医辨证论治的个体化诊疗,往往有较好的改善作用。

中医在治疗疾病的同时更加注重疾病的预防。很早以前，中医学就已经注意到了治未病的问题。《素问·四气调神大论》是最早提出"治未病"一词的。该篇从正反两方面强调治未病的重要性："是故圣人不治已病治未病，不治已乱治未乱，此之谓也。夫病已成而后药之，乱已成而后治之，譬犹渴而穿井，斗而铸锥，不亦晚乎？"关于治未病的思想，后世医家都有不同程度的理解和发展。张仲景从未病先防、既病防变出发，系统、翔实地论述了治未病的理、法、方、药，从而发展了《黄帝内经》以来的相关思想。治未病在《伤寒杂病论》一书中强调外感、杂病的治疗必须"保胃气，存津液"，形成了完整的学说。涉及养生保健，治则方药一应齐全。"未病""欲病""已病"要求医生要"消未起之患，治未病之疾，医之于无事之前"，这是孙思邈将疾病划分的 3 个层次。他还认为"善养性者，则治未病之病"，并明确论证了治未病与养性的直接关系，创造了一整套养生延年的方法。朱丹溪以为"已病而后治，所以为医家之法；未病而先治，所以明摄生之理"，对治未病也有更深层次的认识。叶天士则又比前代医学前进了一大步，"未雨绸缪"的思想认为认识和治疗疾病过程中，必须"务在先安未受邪之地"，防变于先，采取主动。此外，晋代葛洪强调气功摄生，东汉华佗创五禽戏健身之法等，亦是难能可贵的。

预防疾病发生，即未病先防。以下观点均强调了"养慎"的重要性。《灵枢·逆顺》曰："上工，刺其未生者也……故曰上工治未病，不治已病。"《类经》中注释"此承前篇而言圣人预防之道"。《素问·四气调神大论》曰："是故圣人不治已病治未病。"《金匮要略·脏腑经络先后病脉证》指出，"若人能养慎，不令邪风干忤经络"，"更能无犯王法，禽兽灾伤，房室勿令竭乏，服食节其冷热、苦酸辛甘，不遗形体有衰，病则无由入其腠理"。这一观点与"正气存内，邪不可干"（《素问·刺法论》），"精神内守，病安从来"（《素问·上古天真论》）的精神相一致，认为饮食起居之日常生活中若能内养正气、外慎风寒，"天人相应"，保持人与自然界四时气候相互适应，顺时而居，顺时而养，就可以抵御贼风外邪侵袭，避免疾病的发生，是预防疾病的关键所在，指出摄生养慎对疾病未发、疾病预防有着极其重要的作用。

治未病的观点与当前乳腺主动健康的理念不谋而合。中医治未病的乳腺健康管理模式强调以人为本，在乳腺良恶性疾病发生之前进行干预，是践行预防保健重要思想的一种健康管理手段和方法，加强自身体育锻炼、提升自我管控理念、提升自身身体素养，是符合当前"健康中国"战略、健康管理形式和需要的医学手段，在当今乳腺良恶性疾病的预防调护中体现独特的优越性。中医治未病在防治和管理乳腺良恶性疾病中发挥着重要的作用，为更好地进行乳腺健康管理，结合现代先进科学技术与西医的新经验、新知识，将其运用于人群的乳腺健康管理中，对提高全人群的整体健康水平具有重要意义。

一、中医干预在乳腺疾病中的应用情况

中医辨"病""症""证"相结合的诊疗方法贯穿于乳腺疾病患者防治的全过程，并在各阶段发挥着重要作用。现代医学把乳腺疾病分为乳腺良性疾病和乳腺恶性疾病，中医干预在乳腺疾病治疗中占据重要作用，目前正在被广泛应用。

在乳腺疾病中，如乳腺增生，中医治疗除选用某些有确切疗效的中成药外，还可根据患者体质、证型选择中药汤剂调理内分泌失调，从根本上防止新的乳腺增生病灶出现。调整内分泌失调的中药，多选用柴胡疏肝散、逍遥汤、四物汤、八珍汤、二陈汤、圣愈汤、温经汤、地黄汤、二至丸、二仙汤等加减调理冲任，疏通乳络，化痰散结。且选药安全，即使对于部分备孕、有生育要求的妇女，也是安全的。此外，除口服治疗外，中医还可选择穴位治疗，通过耳朵、躯体等穴位治疗改善内分泌失调，也可以病灶局部针刺、外敷药物等达到治疗的目的。

从病理生理学角度看，乳腺癌不是单纯的乳房局部病变，而是一个全身性疾病。中医学认为，人体是有机的整体，人体的各器官、脏腑、组织在生理上相互联系、相互协调、互为补充，当发生疾病时相互影响。人体局部的病变不是孤立存在的，而是整体气血、经络、脏腑的病理变化在局部的表现，所以乳腺疾病虽发生在局部，但它的形成、发展与全身气血、经络、阴阳、脏腑的失调密切相关。从疾病治疗学角度看，主要表现在两个方面。①乳腺疾病的局部处理依赖于机体全身的良好状态。手术是乳腺癌局部治疗的重要方法，实施的前提是患者能够耐受手术。若患者合并其他疾病，如糖尿病、高血压、冠心病等，须等以上疾病得到良好控制后方可手术。②针对乳腺局部疾病的处理措施会影响机体的整体状态。

手术作为乳腺癌治疗的重要手段之一，有着不可替代的地位，具有直接性、

快速性以及根治性等优点。同时，手术也是中医外治法的重要方法之一，是中医"祛邪"的重要方法。然而，手术作为祛邪的重要方法，临床实施过程中存在两个方面的问题。①兼证，患者合并其他病证，身体条件不佳，难以耐受手术。②手术本身有伤正气、致他变之虞。因此，为保证术后患者顺利康复，除要求手术操作精细外，手术前、中、后三个阶段也应该有完善的处理，围手术期处理尤为重要。随着中医参与围手术期治疗日益增多，其不可或缺的作用也日益引起人们的重视。在围手术期的每个阶段采取积极的中西医结合措施，进行全身或局部的综合处理，对提高患者手术耐受性以及减少术后并发症、后遗症，提高临床疗效具有极其重要的临床意义。

与此同时，中医对于围手术期后的术后干预也极其重要。中医的术后干预可以增强患者的免疫力，改善患者后期生活质量；减轻放化疗及内分泌治疗的不良反应，提升治疗依从性和敏感性，提高临床疗效；预防复发和转移，延长无进展生存期、总生存期等。

总而言之，中医作为中国传统医学的瑰宝，拥有悠久的历史和丰富的理论体系，对乳腺疾病患者的治疗具有独特的优势和疗效，目前正在被广泛应用。

二、中医干预在乳腺疾病中的发展趋势

中医干预乳腺疾病有上千年的历史。古代就有中医干预乳腺疾病的相关记载，后逐渐形成了理论体系。清末至民国时期，因西医逐渐占据了主流地位，中医的发展受到严重影响，但在治疗乳腺疾病方面依然有重要的发展。中华人民共和国成立后，中医的发展环境得到较大的改善，中医治疗乳腺疾病也有明显的进步，且效果显著，已形成了一套新的思路。

中国人群乳腺健康问题突出，是众多疾病侵袭的多事之"丘"。在传统的乳腺医疗管理模式中，医生作为主体承担维护健康的重任，负责诊断和治疗疾病，这就是传统的被动健康模式。随着国家和社会的进步、医疗管理的不断完善以及人群乳腺健康问题的不断暴露，人们逐渐认识到乳腺主动健康的重要性。"推动人人参与、人人尽力、人人享有，落实预防为主，推行健康生活方式，减少疾病发生，强化早诊断、早治疗、早康复，实现全民健康。"这是《"健康中国2030"规划纲要》提出的。推动健康关口前移，把"以疾病为中心"转变为"以人民健康为中心"，建立全社会共同参与的促进健康新模式。乳腺主动健康管理

服务可包括医体融合模式、生活方式指导、心理健康指导、中医预防治疗等多种形式，其中突出与发挥中医优势作用是主动健康的重要方面，即发挥中医在乳腺治未病中的主导作用、在乳腺疾病康复中的核心作用、在乳腺疾病治疗中的协同作用，同时也是响应国家大力弘扬中医文化和积极推进中医产业化、现代化、中西互补、协调发展的指导思想。

通过中医的诊断和治疗，可以实现个体化、综合化和辨证施治的目标，以便更好地为患者提供有效的治疗方案。期待未来中医干预在乳腺疾病治疗中的更多应用和突破。

三、乳腺疾病的中医干预策略

中医认为，乳房疾病是由人体气血、津液、经络、脏腑功能失调而引起的。中医通过疏肝理气、活血化瘀、生津止痰、消肿散结的治疗方针，对症下药，慢慢调理身体的机能，让气、血、津液运行正常，达到治疗病症的效果。气顺了，血通了，津液正常运行了，疾病自然也就没有了。

随着养生保健的思想逐渐被越来越多的人接受，群众对中医的认知度逐渐提升。通过与乳腺健康预防保健体系紧密结合，开展中医健康科普宣传，从而预防乳腺疾病，保障人民群众的乳腺健康，为群众减轻病痛。

中医学是研究生理机制、病理变化以及疾病的预防、诊治和康复的宏观医学，将人体与社会、自然环境相联系。中医学的临床精髓是整体观念、"治未病"和辨证论治的思想。其独特的整体观念和辨证论治体现为使机体恢复和谐有序状态，能够调节机体的各个方面，更合理地治疗乳腺疾病。中医学在养生、保健、治疗与康复等方面采用早期干预的方法与理念，倡导整体调节、天人相应、截断病势和早期干预，既可以有效地实现维护乳腺健康，也能达到防病治病的目的。中国重点卫生问题突出，资源有限，根据中国乳腺疾病流行特点，中医学对乳腺良恶性疾病的防治不仅有着系统的理论知识，而且积累了丰富的经验，对防治乳腺疾病有独特的优势。

1. 乳腺亚健康的中医干预策略

快节奏的生活步伐、沉重繁忙的工作、紧张焦虑的情绪状态，常常导致现代女性身心疲惫，从而影响乳房健康，出现乳房胀满疼痛、乳房腺体僵硬、乳房肿块等症状及体征。中医学认为，乳腺疾病与人体情绪失调密切相关。乳房乃足厥阴肝经循行之处，肝主疏泄与藏血，喜条达而恶抑郁，情志不舒，气机不畅则郁结，气滞则血瘀，气血失和，经络滞涩则化为乳内肿块，比如乳腺炎、乳腺增生，甚至病变。《黄帝内经》中也记载"百病皆生于气也"，气在人体内升、降、出、入，是不断运动着的，和血相伴，并且推动着体内血液的运行，气血在人体内就像山川河流，流转不息。气在人体内的正常运行由肝来主管和调节。现代生活节奏快、压力大，种种不良情绪都由肝来接收，时间一长，人会出现经常情绪低落、心情郁闷、敏感多疑，或长期处于紧张状态工作、工作压力大、抗压能力差，平时面貌忧郁、愁眉不展。以上性格特点女性尤为明显，常导致两侧太阳穴痛、两侧胁肋胀痛、经前乳胀、月经不调、消化不良，此为肝气郁结。如果肝不堪负荷，气血运行不畅，就会导致人体生病。对于这些缠绵持续的乳房"亚健康"状态，经由中药对局部的刺激，提早干预介入，可促进乳腺组织平衡修复。

2. 乳腺良性疾病的中医干预策略

针对该类乳腺疾病，中医治疗疗效好，能使乳腺肿块消散，不留瘢痕，还能除病根，并从病因入手，调节内分泌。乳腺良性疾病的中医治疗主要分为内治法和外治法。内治法以消、托、补为大法，以辨证论治为原则。外治法主要有推拿疗法等。如乳癖（乳腺增生病、乳痛症），可采用摩法、揉法、按法、拿法等在乳房及周围操作，以活血通络、散结止痛，同时依据患者病情配制相应药物，配合擦法作用于胁肋部，以透热为度，达到疏肝解郁、活络消肿的作用。手法操作结束后，施以中药外敷以理气、散瘀、止痛。乳癖患者应保持情绪稳定、心情舒畅，适当控制高热量及脂肪类食物的摄入，及时治疗月经失调等妇科疾病和其他内分泌疾病。要重视定期检查高危人群，当出现增长快而变硬的肿块时，应高度怀疑恶变的可能。

3. 乳腺恶性疾病的中医干预策略

患者的综合治疗在中医治疗中占有重要地位，在治疗过程中的不同阶段，都可以进行中医治疗。

放疗可以与中医治疗相结合。中医在辅助乳腺癌的放疗中具有重要作用。中医认为放射线是热毒，热毒可以伤阴、伤气、伤脾肺等脏腑。在西医看来，放疗在直接杀伤肿瘤细胞的同时也损伤了正常的组织细胞，而中药可以减少或防止放疗对机体正常组织细胞的损伤。放疗是治疗恶性肿瘤的主要疗法之一，但放疗只能做到对肿瘤局部的控制和杀灭，对于全身来说，它还会引起一系列的副作用和后遗症。中医治疗对放疗有一定的增效作用，在放疗的同时应用中医治疗可以从局部和全身进行治疗，两者相得益彰，能取得更好的疗效。其治疗原则主要有清热解毒、生津润燥、凉血补气、健脾和胃、滋补肝肾等。放疗与中医治疗相结合治疗乳腺癌，可增强放疗效果，延长生存期。

化疗也可以与中医治疗相结合。化疗与中医治疗相结合在乳腺癌的综合治疗中所占比例最高，研究很广泛。随着抗肿瘤药物的药理学和药效学的不断发展，新的乳腺癌化疗药物不断出现，化疗药物应用越来越广。中医治疗可增强化疗的效果，配合全身化疗或介入化疗，对乳腺癌有提高缓解率的效果。此外，中医治疗可减轻化疗副作用。中医认为副作用是化疗药物伤人体气血、精津，伤五脏六腑功能所致。中医治疗可以减轻和改善这些副作用，即胃肠道不良反应、骨髓抑制，以及对心脏、肝脏和肾脏功能的影响。

围手术期应用中医治疗也有积极意义。①扶正培本法。通过中药进行扶正培本，机体阴阳平衡、气血充足，得以消除各种证候，恢复人体正气。此法主要适用于术后正气亏耗以及术前正气不足者。②活血化瘀法。肿瘤的特点是发病的过程漫长，致病因子作用时间较长，从"久病入络"的观点分析，肿瘤患者应存在不同程度的血瘀证，此法可减轻术前伴有血瘀证或术后瘀血内阻者的症状。③化痰祛湿法。痰湿多为脾虚运化失调引起的病理产物。乳腺肿瘤患者常有肝气郁结、焦虑压抑等症状特点，导致人体运化功能异常，饮食水谷不能化生精微，反致水湿痰浊内阻，这些病理产物与乳络之中的瘀血长期交阻搏击便可导致肿瘤的发生。此法适用于术前肝郁痰凝者以及全麻术后痰湿壅肺者。

此外，疾病的发生和发展与身体不同的体质特征有一定的关系，通过中医体质测评，可以为乳腺疾病预测和健康指导提供依据。针对每一种偏颇体质，中医都有一套建立在中医理论和临床经验基础上的调整对策。从乳腺健康到乳腺亚健康再到乳腺疾病，体质因素潜在的影响不可忽视。临床上通过客观地评价个人的中医体质类型，获得预测个人未来发病风险的资料，可以更加全面地了解其乳腺健康状况。各种偏颇体质是疾病发生、发展与转归的内在依据。全面调整偏颇体质，可以改善个人的乳腺健康状况，实现乳腺健康管理的目标。

中医体质学说的应用人群可分为乳腺健康人群和乳腺亚健康人群。体质可以分为正常体质和偏颇体质，正常体质相当于乳腺健康人群体质，偏颇体质相当于乳腺亚健康人群体质。乳腺健康可认为是乳腺经现代医学体检，一般没有异常指标，处于健康状态；乳腺亚健康则可理解为乳腺经现代医学体检，某些指标仅有轻微的变化，但又尚未达到乳腺疾病的诊断标准的状态。对于乳腺亚健康这部分人群，可以辨识出其中医体质的分型并制订相应的中医健康改善计划，从而对其及早干预。

乳腺健康管理的重点服务对象是乳腺健康人群和乳腺亚健康人群。目前，中国正提倡中长期科技发展规划"人口与健康"领域中的"疾病防治重心前移，坚持预防为主、促进健康和防治疾病结合"的做法。中医因人制宜治未病的优势对乳腺健康管理意义重大，对提高人类整体健康素质具有重要的实用价值，这也与国家所提倡的做法相契合。即针对乳腺健康人群和乳腺亚健康人群，可以结合中医体质辨识对其进行健康干预，使其少得病或不得病，不必去医院接受治疗，从而降低个人乳腺健康风险和乳腺疾病发生率，减少国家整体医疗开支。

具体来说，中医体质学认为，每个人的体质各有差异。体质形成的生理学基础是脏腑、经络、气血、津液。中医学认为脏腑、经络结构的变化和功能的盛衰，气血、津液的盈亏是决定人体体质的重要因素。体质通过个体的形态、结构、功能、心理的差异性表现脏腑、精气、阴阳之偏颇，实际上就是脏腑、经络、形体、官窍固有体质的总体表现，是脏腑、经络、气血、津液的盛衰形成的个体特征。

正如《黄帝内经》中记载的，个体对某些疾病的易感性、耐受性、发生的倾向性都由体质因素决定。体质的强弱决定是否发病及发病状况。体质强壮，正气充足则抗病能力强；体质羸弱，正气虚弱则抗病能力弱。病邪的从化影响人群体质的转变。如素体阳盛阴虚的人感染邪气后，邪气多化热化火，疾病多向实热和虚热方面转变，而素体阴盛阳虚的人则相反。中医学辨证的基础是体质，患同一种疾病或受相同的致病因素影响，可因个人体质的不同表现出表里、寒热、虚实等不同的证候。类似的，不同的人因为体质相似，也有可能在患有不同疾病或受不同的致病因素影响下表现出类似或相同的证候类型，证候形成的内在基础是体质，即同病异证、异病同证。中医认为体质是可以调节的，根据人体体质不同从而辨证论治是中医的一大特色。不同体质的人群所患疾病的证候也不尽相同，依据不同疾病的证候类型进行辨证治疗，才能达到最佳治疗效果。因为不同的体质受到性别、年龄、情志、先天禀赋等因素的影响，所以"因人制宜"治疗观的核心就是区分体质再进行治疗。治疗时要明辨体质对药物的宜忌，中病即止，切莫过分伤阴。针对证候的治疗实际上包含了对体质内在偏颇的调节，更是治病求本的反映。总体来说，人的体质可以分为平和质、阳虚质、阴虚质、气虚质、湿热质、痰湿质、瘀血质、气郁质及特禀质等基本类型。

乳腺肿块患者气郁质或者气郁质复合其他体质多见。乳腺增生症患者临床中以气郁质、阳虚质、瘀血质、痰湿质最为常见，同时这些体质也是影响乳腺增生患者睡眠状况的四种主要中医体质类型。气郁质是哺乳期乳腺炎发病的危险因素之一；阳虚质、特禀质或者两者兼夹则是浆细胞性乳腺炎发病的危险因素；复合体质中，阳虚痰湿质最多见于肉芽肿性小叶性乳腺炎患者。

中医体质辨识从每个患者的自身体质出发，对其进行体质分类，确定其影响因素，运用中医特有的优势从饮食、运动锻炼、情绪指导等方面帮助患者改善机体内环境，实现促进健康的目的。中医体质辨识的方法在提高乳腺个体化健康管理质量方面具有较好的适用性。乳腺主动健康管理可以根据个体乳腺健康情况有针对性地进行干预，这对乳腺良恶性疾病的预防和治疗都具有重要的意义。且对于大多数患者来说，个性化的健康管理可以减少或避免部分并发症的发生。这与乳腺主动健康管理的理念十分契合，在提高患者的生活质量和改善患者的健康状况方面都十分重要。

第二节　运动干预策略

俗话说"运动是良医，运动是良药"，运动康复是乳腺疾病治疗的重要措施。运动干预可以通过健康、科学的运动方案来改善人体重要器官的功能，根据不同乳腺疾病患者的需要，制订出精准个性化的运动方案，如针对乳腺癌术后运动康复训练等多项综合运动训练项目管理服务，运用体育运动的方法辅助乳腺疾病治疗。通过运动增强人群体质，预防乳腺疾病的发生，进而使整个人群乳腺疾病的发病率下降，给个人乃至国家等多个层面带来益处。

一、运动干预在乳腺疾病中的应用情况

过去，大部分健康人群和乳腺疾病患者认为患病后要休息并避免体育锻炼。但是 1980 年以后开始出现大量的运动与癌症的研究，大家开始重新认识运动在

癌症预防和治疗中的积极作用。据统计，在过去 10 年中，有数千项运动与癌症治疗的随机对照试验，多项大型流行病学和临床前研究得以完成，这些都扩展了人们对这个领域的认知。目前，越来越多的循证医学证据表明，体力活动和体育锻炼在乳腺疾病的预防和康复中都有着非常重要的意义。现在已经有足够的科学证据来证明乳腺疾病的预防和康复人群能从运动中受益。随着运动干预在乳腺疾病中的作用越来越突出，运动康复已逐渐渗入乳腺疾病的治疗过程。因此，针对乳腺疾病患者的锻炼计划也应运而生。

二、运动干预在乳腺疾病中的发展趋势

推动被动健康模式向主动健康模式转变，运动干预在乳腺主动健康中占据重要地位。保持身心健康，运动必不可少。

世界卫生组织发布的《关于身体活动和久坐行为的指南》指出，身体活动有益于健康。《健康中国行动（2019—2030 年）》指出"每个人是自己健康的第一责任人"，而健康的生活方式是健康的身体基础。因此，培养健康的生活方式，是获得健康最简单、最有效的方法，应时刻践行主动健康理念。目前，乳腺疾病患者的健康素养整体水平较低，科学的运动干预可以帮助更多乳腺疾病患者实现科学运动，改善身体机能，提高生存质量和生活质量，进而促进乳腺疾病患者恢复健康。

"生命在于运动"，运动对于健康的重要性也得到了广泛的认识。随着人类对乳腺疾病的认识加深，人们不仅关注乳腺疾病本身，还关注乳腺疾病给生活带来的其他影响，对于乳腺疾病的并发症和合并症也有了更深的认识。运动，在既往乳腺疾病的主流治疗和康复中往往被忽略，但却又是最简单、经济而高效的康复手段之一。

临床医务工作者对于乳腺疾病的管理有了新的理念，对他们而言同时也是新的挑战。乳腺疾病健康管理问题值得进一步研究和探索，应为乳腺疾病人群提供专业、科学的运动干预服务。

例如，大部分女性一生之中都会面临不同程度的乳腺增生困扰，是否需要治疗？如何治疗？在很多人的观念中，这是一种很常见的良性疾病，一般不需要处理，但实际上，还是有很多人会感到不适。乳腺增生可能很多时候不会致命，不会影响生命的长度，但会影响生命的"宽度"，也就是说，症状严重时，会影响

生活、工作，让患者的生活质量受到影响。在这种情况下，乳腺增生当然要治。适当的运动可以促进血液循环和淋巴液排出，减轻体重，控制激素水平，减少乳腺增生的发生。运动可以增加心肌的收缩力和扩张力，使血液循环更加顺畅。乳腺周围的淋巴系统是帮助身体清除废物和毒素的器官，而运动可以促进乳腺周围的淋巴循环，从而有助于淋巴液的排出。此外，运动还可以帮助减轻体重，降低肥胖和患乳腺疾病的风险。要注意的是，运动以适度为宜，过度运动反而会导致身体疲劳，免疫力下降。

在乳腺癌的全程治疗中，由于患者病情和治疗的繁琐与漫长，患者会产生一些诸如心理障碍、慢性疲劳、肌肉萎缩、骨质疏松或淋巴水肿等常见问题，从而导致整体功能水平的降低。针对乳腺癌患者，无论是诊断前还是诊断后的，运动都会显著降低死亡率。这是因为运动可以改善新陈代谢、提高免疫力、增加骨密度与肌肉力量，还可以调节情绪、减缓压力、减少疲劳、改善睡眠、调节内分泌功能等。乳腺癌患者手术之后身体恢复良好时确实可以运动，但是需要注意很多方面的问题，如不要剧烈运动，因为乳腺癌患者手术后身体比较虚弱，此时剧烈运动，可能会导致身体损伤。运动的时候需要注意强度，适可而止，只有选择适合自己的强度才不容易导致身体损伤，才可以达到良好的锻炼效果。因此，个性化的康复训练不仅可以提高患者的免疫功能、肩关节活动度和上肢功能等，还可以改善患者的日常生活能力和生活质量，减少乳腺癌患者术后并发症的发生，从而改善乳腺疾病患者的预后。

运动干预的作用在乳腺疾病患者的治疗中逐渐凸显，未来必将为乳腺疾病患者带来更大的福音。

三、乳腺疾病的运动干预策略

运动是乳腺良性疾病患者健康调养的一大重要内容。其主要目的是调节情绪，促进全身气血的运行；提高新陈代谢，增强身体素质；控制体重，预防其他疾病。在运动时，患者需要选择适合自己的运动项目，以个人感觉比较费力但尚能完成为度，循序渐进，避免过度劳累。另外，患者最好选择利于自己坚持进行的运动项目，每周运动 2 ～ 3 次或以上，每次至少 30 min，如散步、适当的摆臂、跳绳等。

各种并发症在乳腺恶性疾病患者的治疗过程中逐渐产生，如长期慢性疼痛、疲劳、肌肉功能弱化等。康复干预的概念已经在临床中熟练运用，一般是指尽早开始康复锻炼。不过，近来有研究指出，系统性康复更有利于提高乳腺恶性疾病患者的身体功能状态，对该类患者进行更加早期的康复，即整体运动功能锻炼（如有氧运动等）和局部功能训练（如肩关节活动程度等），可帮助患者在疾病进展后期制订更有针对性的干预措施。该类患者康复至关重要，应尽早开始康复，有利于减轻患者疼痛及功能受限，改善生活质量，延长生存期。

1. 术前运动干预策略

心肺功能状况是决定患者手术成功及影响术后并发症的重要因素，术前较低的心肺功能水平与术后不良结局有着密切关系。在乳腺癌手术之前，患者可以适当增加一些有氧运动。有氧运动是指在氧气充足的情况下进行运动，运动时心率需保持在（220- 年龄）×60% 至（220- 年龄）×70%。有氧运动的时间应安排在餐后 30 ～ 60 min，以免影响肠胃消化、吸收或出现低血糖症状。刚开始运动时注意控制运动量，时间不宜过长，每次 15 ～ 20 min，根据病情和体力逐渐增加，身体适应后每天推荐的运动量为 30 min 左右，可以一次或者分次完成，但每次有效运动时间应保持在 15 min 以上，以稍微出汗为宜，精神状态良好即可。

适量增加有氧运动可以增强患者的心肺功能与机体体质，但值得注意的是，较大强度的运动虽能促进患者体力恢复，但老年人和机体器官功能欠佳的患者难以耐受，而过少的运动量又达不到预康复的目的。因此，术前的运动锻炼应在专业的指导下，根据患者具体情况制订个性化的体能锻炼计划。

2. 术后运动干预策略

（1）术后卧床期。患者术后清醒即可取半卧位或进行适量床上活动。术后 24 h 即可开始下床活动，建立每日活动目标，逐日增加活动量。为使患者皮肤愈合，避免积液，术后放置负压引流管，并辅以胸带包扎。在术后 1 ～ 3 天患者卧床期间，患者可做伸指、握拳、屈腕、屈肘等小幅度的动作，锻炼手、腕及肘关节，同时需要提醒患者注意动作幅度，不可动作过大影响伤口恢复甚至使引流管移位。

（2）术后下床期。患者体力逐步恢复后可下床活动。

（3）术后 4 ～ 7 天（引流管拔除前）。患者可进行腕部及肘部屈伸运动，具体方法为患者坐起后，定时适量弯曲肘部。

（4）术后 8 ～ 14 天（引流管拔除后、伤口拆线后）。患者可进行肩关节伸展等功能锻炼，具体方法如下。①引流管拔除后。可开始练习手掌扪对侧肩部及同侧耳部动作。②伤口拆线后。可增加上肢抬升锻炼，将肘关节屈曲抬高，手掌置于对侧肩部。

（5）术后 14 天～ 1 个月。经医生允许，患者可开始练习将患侧手掌置于颈后，使患侧上肢逐渐抬高至低头位、抬头位、挺胸位，以患侧手掌越过头顶可触摸对侧耳根部为止。

（6）术后居家期。术后 1 ～ 3 个月，患者仍应继续患肢的功能锻炼，除了重复上述各项练习，为使上肢功能更协调、自然，还可进行下列功能锻炼。①上肢旋转运动。先将患侧上肢自然下垂，五指伸直并拢，自身体前方逐渐抬高患肢至最高点，再从身体外侧逐渐恢复原位。锻炼时注意上肢尽量伸直，避免弯曲，动作连贯，可自由反复。②上肢后伸运动。患者保持抬头挺胸，患肢向后自然伸展，循序渐进直至恢复到术前状态。同时，患者可根据自身情况，辅以提、拉、举、抬等负重锻炼，以增强患肢力量，使患肢功能完全恢复。上述锻炼每天 1 ～ 3 次，每次 30 min 左右。

（7）术后康复期。患者治疗结束后应尽快恢复诊断前的日常体力活动，避免静坐等生活方式。根据中国乳腺癌患者生活方式指导推荐，18 ～ 64 岁的乳腺癌患者，需要坚持每周至少 150 min 的中等强度运动，每周可以分 5 次进行，每次持续至少 30 min，也可以选择坚持每周 75 min 的高强度有氧运动。

力量训练（大肌群抗阻运动）也是必不可少的一部分，每周应至少进行 2 次力量训练，最好是每天都进行适当力量训练，以 10 min 为一组。65 周岁以上的老年人应尽量按照推荐的运动方向进行运动，若活动受限，可根据医生指导调整运动强度和运动时间。

在运动选择上，中等强度运动可以选择快步走、慢速骑行、低速游泳、打排球、打羽毛球、划船等，而高等强度运动可以选择快速骑行、快速游泳、登山、跳绳、武术、竞走、慢跑、打篮球、踢足球等。其中，游泳运动借助水的浮力或阻力，可以使患者全身都得到锻炼，而蛙泳因其运动幅度与运动姿势，对乳腺癌患者的康复有明显益处。

第三节　膳食干预策略

习近平总书记指出，没有全民健康，就没有全面小康。而健康以营养为先，要引导合理膳食，塑造自律自主的健康行为，这是《"健康中国 2030"规划纲要》提出的健康倡导。中国目前通过深入开展食物（农产品、食品）营养功能评价研究，制订、实施国民营养计划，发布适合不同人群特点的膳食指南，全面普及膳食营养知识，引导居民形成科学的膳食习惯，从而推进健康饮食文化建设。对重点区域、重点人群实施营养干预，重点解决微量营养素缺乏、部分人群油脂等高热能食物摄入过多等问题。建立健全居民营养监测制度，逐步解决居民营养不足与营养过剩并存的问题，实施临床营养干预。

一、乳腺疾病患者营养健康现状分析

随着中国人民生活水平不断提高，近年来人群营养供给水平也有了明显的提高，包括乳腺疾病患者在内的人群营养健康状况也得到了明显的改善。然而，由于人口老龄化、社会经济发展水平不平衡和伴随出现的一些不健康饮食方式等的影响，当前乳腺疾病患者仍面临营养不足与营养过剩并存等问题。营养不足和营养过剩（超重和肥胖）是营养不良的两个方面。通常营养不良特指营养不足，但是乳腺癌患者营养不足的发生率明显低于其他常见恶性肿瘤，所以乳腺癌相关营养不良的情况更适合从营养不足和营养过剩两方面阐述。相对营养不足而言，乳腺癌患者营养过剩的发生率更高。总体而言，营养过剩可引起身体损伤、治疗相关不良反应增加、生活质量下降以及持久的心理、社会问题等不良后果。

二、膳食干预在乳腺疾病中的发展趋势

既往认为，减少饮食可使乳腺病变停止生长，这属于无科学依据的说法。因为即使不进食，病变依然可夺取身体的营养维持生长。目前，无明确证据证明营养加强后，病变长得更快，但营养不良可造成乳腺疾病患者对抗治疗的耐受性降低，并发症增加。良好的饮食反而可帮助患者增加抗治疗的耐受性，提高抗治疗的效果。孙思邈在《备急千金要方》中曰："安身之本，必资于食……食能排邪而安脏腑，悦神爽志以资气血，若能用食平疴，释情遣疾者，可谓良工。"由此

可见自古对膳食干预向来极为重视。对于患者，膳食干预至关重要。然而，不同个体的遗传背景、生理状态、生活方式的差异均会影响他的营养需求、代谢以及对营养和饮食干预的反应。因此，精准化、个性化的营养干预是患者膳食干预的发展方向，也是未来健康新趋势，更是当今时代的新需要。

三、乳腺疾病的膳食干预策略

1. 乳腺良性疾病的膳食干预

平衡膳食、足量饮水和改善膳食结构及膳食模式能有效增强个人体质，降低疾病发生的风险，促进健康和提高生活质量。乳腺良性疾病患者的膳食建议同一般人群的膳食建议。根据《中国居民膳食指南（2022）》要求，中国一般人群平衡膳食的建议如下。

（1）合理搭配，应尽可能在日常膳食中包含丰富的食物种类。平衡膳食的保障是合理搭配，是指合理的食物种类和重量，通过合理搭配而提高和优化膳食的营养价值。平衡膳食的基础是食物多样，是指一日三餐膳食的食物品种多、种类全。薯类、谷类、瓜果蔬菜类、蛋奶类、畜禽鱼肉类、豆类等食物应包括在每天的膳食中。平均每天摄入超过 12 种的食物种类，每周摄入超过 25 种食物是最佳建议。平衡膳食的主要特征是以谷类为主的膳食模式。

（2）多吃蔬菜水果、奶类、全谷物、豆类及其制品。优质蛋白、维生素、膳食纤维、矿物质和植物化学物的重要来源是蔬菜水果、奶类、全谷物、豆类，对提高膳食质量起到关键作用。应强调餐餐有蔬菜，因为蔬菜可以为人体提供大量的维生素、膳食纤维、矿物质和植物化学物，推荐每人每天至少摄入 300 g 蔬菜，且总蔬菜摄入量中应包含 50% 以上的深色蔬菜。提倡天天吃水果，因为新鲜应季的水果颜色鲜亮、水分含量高、味道清新、营养丰富，推荐每天摄入 200 ～ 350 g 的新鲜水果，这样对人体健康益处多。需要注意的是，新鲜水果不能以果汁替代，尤其是果汁型加工饮品。推荐一般人群每天奶类及奶制品摄入量相当于液态奶 300 g 以上，豆类及豆制品每天摄入量相当于大豆 25 g 以上。奶类、豆类及其制品含矿物质、优质蛋白质和 B 族维生素等重要营养素较多，经常摄入可有效降低心脑血管疾病、糖尿病、癌症等慢性病的发生风险。推荐每天摄入适量坚果，因为坚果是平衡膳食的有益补充。

（3）适量吃鱼、禽、蛋、瘦肉。鱼、畜肉、禽和蛋与人体健康有密切的关系，适量摄入有助于增进健康，但摄入比例不当，可提高心血管疾病、肥胖和某些肿瘤的发生风险。丰富的优质蛋白质、维生素 A、B 族维生素、磷脂和胆固醇等维持生命所必需的营养素可由鱼、禽、蛋、瘦肉类提供。鱼类含有较多的不饱和脂肪酸和 omega-3 脂肪酸，推荐每周摄入量为 300～500 g；禽蛋类营养成分齐全，且与人体成分相似，可高效提供人体所需各种营养素，推荐每周摄入量为300～350 g；畜禽肉推荐每周摄入量为 300～500 g，肉类食物应优选鱼肉和禽类肉等"白肉"，相对于畜类等"红肉"，"白肉"脂肪含量相对较低。少吃或不吃深加工的肉制品、肥肉、烟熏或腌制肉制品。整体而言，推荐健康成年人每天摄入鱼、禽、蛋和瘦肉总量 120～200 g。食谱定量设计，能有效控制动物性食物的摄入量，避免集中食用，应将这些食物分散在每天各餐中，最好每餐有肉，每天有蛋。在烹制肉类时，可将大块肉切成小块后再烹饪，以便食用者掌握摄入量。如果需要在外就餐，点餐时要做到荤素搭配，清淡为主，尽量用鱼和豆制品代替畜禽肉。

（4）少盐少油，控糖限酒。倡议培养并长期保持清淡饮食的习惯，因为中国大部分城乡居民盐、油和糖摄入量显著超标，并很大程度上导致了肥胖、心脑血管疾病和癌症等慢性病的发病率和死亡率持续升高。推荐成年健康人群油脂摄入量每天少于 30 g，钠盐摄入量每天少于 5 g，游离糖摄入量每天少于 50 g，最好控制在不超过 25 g。控制每天食盐摄入量，烹调菜肴时加糖会掩盖咸味，品尝时不能判断食盐是否过量，建议使用限盐勺等工具。炒菜利用天然食物本身浓郁的风味提味增香，如葱、姜、蒜、花椒、香菇等；少放酱油、酱、味精、鸡精等含盐多的调味品。烹饪时尽量少煎炸，多用蒸、炖、煮、焖、熘、水滑、凉拌等方式。同时，强调足量饮水、规律进餐；吃动平衡，保持健康体重；会烹会选，会看标签；等等。

2. 乳腺癌的膳食干预

（1）围手术期术前膳食干预策略。

①营养支持原则。乳腺癌人群围手术期术前膳食应遵循以下原则。

A. 手术前尽量改善患者的血红蛋白、血清总蛋白及其他各项指标，最大限度地提高患者的手术耐受力。

B. 尽量采用胃肠内营养，严重营养不良伴有消化功能吸收较差者，可口服百普力等要素营养制剂，既能减轻胃肠道负担又能补充机体所需能量及营养成分。

C. 对于没有足够时间纠正营养不良的限期手术患者，可采用静脉营养（肠外静脉），必要时可输血或白蛋白等制品、新鲜全血和血浆，以迅速改善其营养状态。

D. 对于急诊手术的患者，应在中心静脉置管，以利于在术中、术后进行营养支持和生命体征监测。

②营养支持。加速康复外科中国专家共识推荐，乳腺癌术前 6 h 禁食，之前可进食淀粉类固体食物。术前 2～4 h 口服含碳水化合物饮料可在一定程度上缓解应激反应，术前 2 h 禁饮。目前，对糖尿病患者术前使用碳水化合物的安全性和临床获益研究较少，国内尚缺乏大样本量的临床研究。乳腺癌手术患者一般会出现失血、术后食欲缺乏、消化吸收功能下降、排便不顺等现象，导致营养吸收不良，影响术后恢复。调整术前饮食可帮助治疗顺利进行。根据《中国肿瘤患者营养膳食白皮书（2020—2021）》要求，乳腺癌患者术前的平衡膳食建议如下。

A. 摄取足够的碳水化合物。充足的碳水化合物可供给足够的热量，减少蛋白质消耗。术前患者每天能量供给量可在 8.4～10.5 MJ（2000～2500 kcal），碳水化合物应作为主要能量来源，供给量应占总能量的 65%。脂肪供给量一般应低于正常人，可占全天总能量的 15%～20%。

B. 食用含高蛋白的食物。如果饮食中缺乏蛋白质，就会引起营养不良，造成水肿，对乳腺癌术后伤口的愈合和病情恢复不利。蛋白供给量占每天总能量的 15%～20%，或按 1.5～2.0 g/(kg·d) 计算，其中 50% 以上应为优质蛋白质（动物性食品或大豆蛋白）。

C. 多吃蔬菜水果。蔬菜水果中的维生素和矿物质对术后的修复有帮助。如维生素 A 和 B 族维生素可促进组织再生和伤口愈合；维生素 K 参与凝血过程，减少术中及术后出血；维生素 C 可降低微细血管通透性，减少出血。

D. 合理忌口，有利于伤口愈合。如避免煎炸、荤腥、厚味、油腻、辛温等食物。

③治疗合并症。在制订营养治疗计划时，应考虑患者存在的合并症。

A. 患者有贫血、低蛋白血症时，除输注全血、血浆和白蛋白外，还应通过膳食补充足够的蛋白质和能量。

B. 对高血压患者，需在药物治疗的同时给予低脂、低胆固醇膳食，待血压稳定在安全范围时行手术，以减少出血。

C. 对糖尿病患者，必须按糖尿病要求供给膳食，配合药物治疗，使血糖接近正常水平，尿糖定性转为阴性，预防伤口感染及其他并发症。

D. 对肝功能不全的患者，要给予高能量、高蛋白、低脂肪膳食，并充分补给各种维生素，促进肝细胞再生，恢复肝脏功能。

E. 对肾功能不全的患者，须依据病情给予高能量、低蛋白、低盐膳食。

（2）围手术期术后膳食干预策略。

术后患者对能量和各种营养素的需要量明显增大，可通过膳食提供高能量、高蛋白、高维生素。患者麻醉苏醒后，即可少量饮水，术后第 1 天早晨可不限制饮水量。术后 24 h 内恢复饮食，建议选择低脂、低胆固醇和优质蛋白质饮食，多吃新鲜蔬菜水果等富含纤维素的食物。开始进食后，要循序渐进先从饮水及易消化的稀米汤等清流食开始进食，根据食欲及个人肠道耐受情况逐渐加量，一般遵循由稀至稠，由少至多，由单种至多种食物，由流食、半流食到软食的原则逐渐过渡。进食次数一般建议为每天 5 ～ 6 次。

术后患者胃肠功能逐步恢复，不应暴饮暴食也不必过度惧食，宜根据自己的耐受情况逐渐增加食量。一般情况下，低脂细软的食物更易于消化、吸收和耐受。如果出现厌食或腹胀等消化道症状使进食困难，不必勉强自己，可少食多餐，或采用"3+3"治疗方案（3 次正餐和 3 次口服补充特殊医学用途配方食品）的方法补充营养，也可适当选择肠内和肠外联合营养支持。

根据《中国肿瘤患者营养膳食白皮书（2020—2021）》要求，术后初期的饮食过渡到普食须遵循以下原则。

A. 摄取足够的碳水化合物提供热量。体内某些组织及创伤愈合所必需的成纤维细胞，均以葡萄糖作为能量的主要来源。葡萄糖还能增加肝糖原储存量，具有保护肝脏的作用。每天供给量以 300 ～ 400 g 为宜，超量供应会引起高血糖和尿糖。

B. 高蛋白的均衡饮食。蛋白质是维持组织生长、更新和修复所必需的原料。手术患者多伴有不同程度的蛋白质缺乏，呈负氮平衡状态，不利于创伤愈合和恢复。对术后患者应供给高蛋白膳食，其中优质蛋白占 50%，相当于瘦肉 250 ～ 350 g，以纠正负氮平衡，日供给量可为 100 ～ 140 g。减少油炸、油煎的烹调方法，饮食以清淡为主。

C. 多种类、足量的蔬果摄取，每天至少供应 300 g 煮熟蔬菜和 200 ～ 350 g

洗净的水果。

D. 食欲降低或以流质饮食为主者，可以少量多餐，每天 6 ~ 8 餐。

E. 适度体能活动，依照个体差异调整活动强度和频率，每天至少 30 min。

F. 补充有助于伤口愈合的营养物质（见表 5-3-1）。

表 5-3-1　有助于伤口愈合的营养物质

营养素	作用	适用人群	需要量	食物来源以及药物治疗
蛋白质	构建健康组织及促进伤口愈合	免疫力低下、伤口愈合不良、肌肉丢失及大豆类食物摄入不足者	正常人需要 0.8 ~ 1.0 g/kg，大手术后或营养不良的患者需求可为 1.2 ~ 2 g/kg	肉、蛋、奶及大豆类食物，经食物摄入不足时，可通过口服乳清蛋白粉进行补充
锌	促进伤口愈合，维持免疫细胞功能	味觉丧失，伤口不愈合等炎性腹泻患者、克罗恩病患者、素食者、酗酒者	每天推荐量为成年女性 8 mg，成年男性 11 mg。成人可耐受的日均摄入量上限为 40 mg。素食者对锌的需求量是正常人的 1.5 倍	贝类等海鲜、动物肝、牛肉、小麦胚粉及全谷类、豆类及坚果类食物
维生素 C	促进伤口愈合和抗氧化，对胶原蛋白的形成有重要作用	牙龈出血，伤口不愈合及应激性溃疡等大手术后、严重偏食及严重营养不良的患者	成年人每日推荐摄入量约为 100 mg，吸烟者额外需要 35 mg，日均摄入量上限为 2000 mg	新鲜蔬菜水果，如绿叶菜、柿子椒、柑橘、橙子、猕猴桃、草莓、鲜枣等；营养补充剂，如维生素 C 片。每天只要摄入适量的新鲜蔬果，很容易获得足量的维生素 C

（3）围手术期后干预措施。

乳腺癌患者的饮食需要全面，饮食良好的患者能更好地克服治疗副作用，甚至可以耐受更大剂量的药物治疗。但现实生活中，有些人认为癌细胞需要营养生长，想要饿死癌细胞而限制日常饮食；有些人听闻"发物"会加速肿瘤复发转移，拒绝食用海鲜、猪肉、鸡蛋等食物。这样的看法是不正确的。事实上，营养良好并获取了足够热量和蛋白质的乳腺癌患者的疗效会更好。临床管理中越来越重视营养治疗对乳腺癌患者的作用。营养教育、营养筛查与评价和膳食干预应贯穿乳腺癌患者临床管理的全周期。每天充足的能量摄入是乳腺癌患者饮食干预的基本条件，其中推荐卧床的乳腺癌患者每天摄入 20 ~ 25 kcal/kg，自由活动的患者每天摄入 25 ~ 30 kcal/kg。碳水化合物供能比例为 50% ~ 65%，对于胰岛素抵抗的体重减轻的患者，应降低碳水化合物供能的比例，并在选择主食时考虑血糖指数和血糖负荷指数。每天蛋白质摄入量应超过 1 g/kg，建议为 1.5 ～ 2.0 g/kg。脂肪供能的比例建议为 20% ～ 30%，对于胰岛素抵抗的体重减轻的患者，建议增加脂肪供能的比例。当积极的饮食干预仍不能维持体重时，应考虑在营养专家的指导下进行营养治疗。

（4）老年乳腺癌人群膳食干预策略。

当人们迈入老年期，人体细胞、组织和器官水平发生了许多变化，这从生理上对老年人的健康和生活方式产生了全面的负面影响。在老年期，人们食物摄入的生理性下降非常常见，这会导致营养不足。老年人的营养状况影响生活质量，在身体、心理和社交等方面起着至关重要的作用，并与多种慢性疾病风险提高相关。低脂饮食可提高老年乳腺癌患者的生存率。老年乳腺癌人群宜少食、食软食；防止营养不良；主动喝足水；积极参加各类户外活动，延迟肌肉衰减；保持适当的体重，保障充足的食物摄入；在用餐时鼓励家属陪伴。

（5）合并心血管疾病的乳腺癌人群的膳食干预策略。

乳腺癌是女性高发的恶性肿瘤，其中，在患有乳腺癌的老年妇女中，导致死亡的主要原因之一是心血管疾病。中国心血管疾病发病率和死亡率持续升高的重要危险因素之一是饮食不合理。一项发表在《美国心脏病学会杂志：肿瘤心脏病学》的研究发现，有心脏代谢危险因素的老年乳腺癌幸存者，在工作日遵循 16：8 限时进食，即将食物摄入限制在 8 h 内，然后禁食 16 h，8 周后发现，她们患心血管疾病的相对风险降低 15%，证实了限时进食是一种能改善心脏代谢健康的实用方法。保持健康合理的饮食习惯是预防心血管疾病的有效途径。西方国家大多推荐地中海饮食或终止高血压膳食疗法（dietary approaches to stop hypertension，DASH），其共同的特点是胆固醇和饱和脂肪酸含量低。地中海饮食的主要特点是摄入更多新鲜蔬菜水果（尤其是绿色蔬菜）、全谷物和鱼类（尤其是富含 omega-3 脂肪酸的深海鱼类），多吃坚果、橄榄油等。DASH 同样提倡用低脂或脱脂乳制品代替高脂乳制品，多吃蔬菜、水果、低脂乳制品、全谷物、鱼、家禽、坚果，低盐少糖，少食含糖饮料和红肉。在预防或控制高血压、血脂异常、肥胖和糖尿病等时，欧美国家建议使用地中海饮食或 DASH。

（6）合并糖尿病的乳腺癌人群的膳食干预策略。

不管是糖尿病后患乳腺癌，还是乳腺癌合并高血糖，如果血糖控制不佳，都会对乳腺癌的预后产生影响。癌症患者因合并糖尿病而使全因死亡率和癌症特异性死亡率提高。癌症的治疗效果与血糖控制的情况有关，故血糖控制与糖尿病合并癌症患者的预后密切相关。术后或化疗后的感染风险因高血糖控制不佳而提高，营养状况也可能因此而恶化，所有这些因素都会影响癌症患者的预后。此外，血糖控制不良与患者的疲劳程度、疼痛的严重程度相关。

确诊糖尿病后，要做好长期血糖控制的准备。糖尿病治疗的基础是科学饮食，科学饮食也是糖尿病自然病程中各个阶段防治不可缺少的措施。在控制总能量的前提下，糖尿病患者应遵循均衡膳食原则，即在满足各种营养素的需求的前提下，调整膳食结构，降低血糖波动，达到稳定血糖、预防糖尿病并发症的目的。糖尿病患者主食的总比例和总量应根据个体情况而设定。杂豆类和全谷物应占主食总摄入量的30%。低升糖指数的主食在胃肠道停留时间长，糖分释放缓慢，葡萄糖峰值低，下降速度慢，可以减少餐后血糖的波动，有助于控制血糖，提倡选择该类主食。在不同的时期，乳腺癌合并糖尿病患者的血糖控制水平要求是不一样的。尤其是在放化疗期间，血糖会出现偏高的现象，空腹血糖控制在 7.8 mmol/L 以内即可，同时这阶段的血糖控制以药物为主，饮食运动为辅，优先保证营养物质进入体内，等病情、环境稳定后再以饮食调理为主控制血糖。

总而言之，对于合并糖尿病的乳腺癌人群，应做到主食定量，粗细搭配全谷物；吃动平衡，多吃蔬菜，水果适量，颜色、种类要多样；常吃鱼类、禽类、蛋类、畜肉适量，限制加工肉类，豆类、奶类天天有，零食加餐合理选择；足量饮水，清淡饮食，控制饮酒；定时定量，细嚼慢咽，注意进餐顺序；自我体重管理，定期接受个体化营养指导，达到或维持健康体重；合理用药，控制血糖。

第四节　睡眠干预策略

睡眠障碍是乳腺疾病患者较为常见的健康问题之一。"良好的睡眠是战胜癌症病魔的法宝，睡眠能对肿瘤患者的康复有所帮助。"这是美国斯坦福大学医学中心的戴维德·斯派格尔教授通过研究发现的。但是，乳腺癌患者与其他恶性肿瘤患者相比，有较高比例的睡眠障碍，影响治疗结局。乳腺癌不同的治疗方式会导致患者出现不同程度的睡眠障碍，致使有效睡眠时间缩短，进而紊乱内分泌系统、减弱机体抵抗力、提高并发症发生风险、降低生活质量。睡眠对精神情感、机体免疫、细胞生长与修复等有着重要的作用，是维持人体正常生理功能极其重要的生命活动。

一、乳腺疾病患者睡眠障碍分析

人的一生中有 1/3 的时间是在睡眠中度过的，睡眠是生命中不可或缺的生理需要，每个人都有独特的生物钟，睡得多、睡得少、睡眠不规律都可能会对健康产生不良影响。研究表明，中青年女性患者更容易发生睡眠障碍，围绝经期患者常伴有夜间频繁觉醒，即年龄及生理变化时期与睡眠障碍相关。手术创伤、疼痛管理不足、恶心、放疗、内分泌治疗等疾病与治疗因素引起的急、慢性疼痛与睡眠障碍有关。术后强迫体位、心电监护报警、睡眠环境改变等环境因素会导致机体处于应激状态，从而影响睡眠质量。压力、紧张、恐惧、烦躁、焦虑等不良情绪随着程度不断加重与乳腺癌患者睡眠障碍形成了恶性循环。睡眠障碍还与患者人格特征相关，即具有自由、好奇和兴趣广泛者，睡眠质量相对较好；具有忧虑、敏感、警觉和高度紧张者，睡眠质量相对较差。接受较少教育、缺乏社会支持、采用屈服应对方式的乳腺癌患者存在较多的睡眠障碍问题。

乳腺癌患者多出现睡眠障碍，一般是因为心理、生理、药物三大因素。心理因素指对疾病的恐惧、对乳房缺失的自卑、对昂贵的治疗费用的担忧等。生理因素指乳腺癌术后伤口疼痛、癌痛、疾病带来的身体变化。药物因素指乳腺癌患者使用的药物（如赫赛汀、紫杉醇、他莫昔芬等）的副作用。睡眠障碍还受性别、年龄、失眠既往史、遗传因素、应激及生活事件、个性特征、对环境反应性、共病疾病等的影响。

二、睡眠干预的发展趋势

既往研究发现，与不从事夜间工作的人相比，从事夜间轮班工作的护士患乳腺疾病的风险提高。另外，动物实验证明夜间暴露在光线下会扰乱昼夜节律系统，改变睡眠活动模式。多项研究证实，昼夜节律干扰因素（包括夜班工作、夜间室内光照、睡眠时间和昼夜节律基因多态性）与乳腺疾病风险相关。因此，睡眠干预在乳腺疾病中的作用逐渐受到重视。

三、乳腺疾病的睡眠干预策略

乳腺疾病的睡眠干预策略可分为药物治疗和非药物治疗。

药物治疗是临床最常用的治疗方法。安眠药物可短期应用，但不建议长期使用。目前，常用的镇静催眠药是苯二氮䓬类药物及非苯二氮䓬类药物。其他药物还包括抗抑郁药物、抗组胺药物等。

非药物治疗包括认知行为疗法、运动疗法、耳针（压）疗法和光照疗法。

认知行为疗法是目前临床应用最为广泛的一种心理疗法，能够帮助患者形成规律的生物钟、建立自动识别错误思维的能力、克服焦虑抑郁情绪、纠正错误的信念和看法，从而改变患者对睡眠的认知结构，最终改善睡眠障碍。最常用的方法包括睡眠卫生教育、睡眠限制疗法、刺激控制疗法、放松训练疗法和认知疗法。

运动疗法主要包括瑜伽、冥想、有氧运动、抗阻运动等。瑜伽对乳腺癌术后患者睡眠问题的益处已被证实。太极是一种正念冥想运动，能长期有效改善睡眠障碍，是对意动、行动、气动这三种活动状态的统一，是干预有效性的保障。有氧运动（包括游泳、健身操、骑自行车、步行等）在缓解疲劳感和嗜睡感的同时可以改善睡眠障碍并且延长睡眠持续时间。

耳针（压）疗法是中医针灸疗法中的重要方法，其操作简便、起效快且不良反应较小。耳穴贴压、穴位贴敷以及经络艾灸疗法可以帮助患者疏肝理气、镇静安神，有效改善乳腺癌术后患者的睡眠质量。目前，此方法在改善患者睡眠问题中的应用越来越多，并取得了较为理想的效果。

光照疗法主要选用蓝绿混合光，光照治疗可以在降低乳腺癌患者疲乏感的同时，调节紊乱的昼夜节律。光照疗法通过调节褪黑素的分泌，改善睡眠质量。

长期低质量的睡眠不仅会让肿瘤患者心情焦虑，还容易形成恶性循环，导致患者身体机能受到影响，甚至带来免疫力下降，不利于临床治疗和患者的康复。睡眠质量差与死亡风险提高有相关性，因此建议睡眠质量差的患者要进行早期干预。

第五节 心理干预策略

一、心理健康的现况分析

当今社会，随着生活节奏的加快，文化走向多元，价值观冲突加深，以及社会竞争加剧，人们的心理问题日益突出。与单纯的躯体健康问题相比，国民的心理健康问题已呈现出更突出的态势。关于当前中国城镇居民心理健康状况，2018年《中国城镇居民心理健康白皮书》（以下简称白皮书）表明，中国仅有10.3%的人显示心理健康，而处于心理亚健康状态的人则占73.6%，16.1%的人存在不同程度的心理问题。此外，白皮书数据结果表明，中国约有3000万17岁以下儿童和青少年受到各种行为问题和情绪障碍的困扰，心理健康问题呈现出逐渐年轻化的趋势。白皮书数据同时显示，心理健康状态和躯体生理健康状态关系密切：躯体健康状况越差，心理问题发生率越高。失眠、肥胖、乳腺良性病变、甲状腺结节和子宫肌瘤等五类人群呈现心理健康状况较差的现象；在肿瘤、心肌梗死、脑梗死、高血压、糖尿病、冠心病等城镇慢性疾病患者中，焦虑、抑郁问题突出，城镇慢性疾病患者存在心理问题倾向的占50.1%。这提示心理健康管理具有重要的医学意义与医疗价值。

二、心理干预的发展趋势

近年来，心理健康的发展越来越受国家重视。2018年11月，国家卫生健康委、中央政法委、中宣部等10部门联合印发《全国社会心理服务体系建设试点工作方案》，强调心理健康是影响中国经济社会发展的重大社会问题和公共卫生问题，是人群健康的重要组成部分，对广大人民群众幸福安康和社会和谐发展至关重要。2019年1月，多部门联合启动社会心理服务体系建设试点工作。2019年7月，国务院印发《健康中国行动（2019—2030年）》和《关于实施健康中国行动的意见》，内容围绕健康促进和疾病预防两大核心，心理健康促进行动就是提出的15项重大专项行动之一。因此，提高国民的心理健康意识，使国民主动维护自身心理健康，掌握自我调节的方法和技巧，促进身心共同健康显得尤为重要。

三、乳腺疾病的心理干预措施

乳腺疾病的心理干预措施主要包括放松疗法、安慰疗法、信心疗法和支持疗法。

（1）放松疗法。每天适当地进行放松训练可以释放身心压力，压力当天得到宣泄，就不会形成叠加的压力去破坏身体的免疫系统。如听音乐，音乐可以使人放松，选择一些节奏舒缓、曲调柔和的轻音乐，纯乐器演奏的音乐，或者自己平时熟悉、喜好的歌曲，让自己在音乐中得以放松。体育锻炼也是一种放松的方法。跑步属于生活中比较常见的一种有氧运动，能够促进身体血液循环，具有提高身体免疫力及抗病能力的作用。在跑步期间，人体通常会分泌出多巴胺，多巴胺能够使身体产生愉悦的情绪，从而消除消极情绪，缓解内心压力，使整个人感觉比较舒畅。

（2）安慰疗法。如表达关心和安慰，告诉患者你对他们的关心和祝福，让他们知道你在乎他们；提供帮助，如果患者需要，提供一些实际的帮助，比如送餐、帮忙购物、照顾孩子等；倾听患者的心声和感受，让他们感受到被理解和支持；鼓励患者积极面对疾病，保持乐观心态，相信自己能够战胜病痛；传达正能量，提供一些正面的信息和鼓励的话语，让患者感到被支持和鼓励。

（3）信心疗法。如给予正面反馈，鼓励患者，传递积极的信息，帮助患者看到自己的优点和进步；指导患者树立明确、可实现的目标，并帮助其规划实现这些目标的具体步骤；提供支持和安全感，让患者感受到医护人员的关心和支持，建立安全感。信心疗法还可以通过提供情感支持、解决问题、回答疑问等方式实现。鼓励患者思考积极、正面的事物，而不是过分担心和消极，可以与患者一起确定对策，避免过于悲观和存在偏见。

（4）支持疗法。如鼓励患者参加疾病相关的活动或社区组织，与其他患者和支持者建立联系，分享经验和资源。这些活动可以为患者提供一个平台，让他们感到被关注和支持。

第六节　康复干预策略

手术是治疗乳腺癌的主要手段，但手术是把双刃剑，在治疗疾病的同时也对机体造成一定程度的生理和心理创伤，导致相应的并发症发生。

一、术前康复干预策略

外科预康复是在加速康复外科理念基础上进一步提出的术前管理新模式，主要包括体能锻炼、营养支持和心理干预，旨在强调术前提高机体功能、改善营养状态、减少焦虑等负面情绪，使患者以最佳的生理和心理状态接受手术治疗，减少术后并发症，有利于患者术后康复。

1. 营养支持

外科患者普遍存在营养不良的现象，尤其见于肿瘤、老年以及基础疾病较多的患者。术前营养不良可导致术后并发症发生风险提高，延长住院时间，提高再入院率，降低生活质量。术前合理的营养支持可改善患者营养状况或减轻营养不良程度，维持机体有效的代谢和机体器官、组织功能，提高患者对手术创伤的耐受性，减少或避免术后并发症。因此，术前应对患者进行营养风险筛查和营养评定，对存在营养不良或营养风险的患者给予相应的营养支持，这对于大手术患者尤为重要。充足的能量和蛋白质是影响营养支持效果和临床结局的重要因素。术前应给予患者充足的能量和蛋白质来促进合成、代谢，保持机体瘦组织群。（详见本章第三节膳食干预策略的"围手术期术前膳食干预策略"）

2. 体能锻炼

心肺功能状况是决定患者手术成功与否及影响术后并发症的重要因素，术前较低的心肺功能水平与术后不良结局有着密切关系。体能锻炼能增强患者的心肺功能，从而增强患者对手术的耐受能力，改善预后。因此，术前及时评估患者的体能和心肺功能，并给予合理的体能锻炼是预康复的重要内容。由于患者本身的体能差异以及不同的有氧和耐力训练方法对患者体能要求不同，目前也没有某一种体能训练方式适合所有患者。一般来说，有效的体能锻炼指的是有骨骼肌参与并产生能量消耗的身体活动。美国癌症协会发布的癌症预防指南建议，每周150 min 中等强度或 75 min 高强度运动对一般人群预防癌症有积极作用，这对于癌症患者来说是一种比较安全的术前体能锻炼方式。需要强调的是，较大的运动强度固然能更好地恢复患者体力，但是老年人及营养不良的患者多难以耐受，预康复的过程中可能会出现并发症甚至死亡，而运动量过少又达不到预康复目的。因此，术前的体能锻炼应在专业人员的指导下进行，遵循"FITT"原则，即频率（Frequency，how often）、强度（Intensity，how hard）、时间（Time，how long）、类型（Type，what kind of exercise），根据患者具体情况进行个体化的体能锻炼以达到增强心肺功能的目的。（详见本章第二节运动干预策略的"术前运动干预策略"）

3. 心理干预

手术患者术前一般会出现不同程度的焦虑、担心、抑郁等心理问题，这在癌症患者中尤为明显。消极的心理问题不仅能直接影响伤口愈合等术后恢复，还可以加重术后疼痛，降低机体免疫力和治疗依从性，提高并发症发生率，导致住院时间延长和功能障碍，影响患者临床结局。因此，术前及时使用焦虑和抑郁量表等全面评估患者的心理状态，并给予积极的心理干预，这对患者术后临床结局的改善具有积极作用。心理干预有深呼吸、沉思、肌肉放松训练等多种手段，具体需根据患者的实际情况进行合适的心理干预。

二、术后康复干预策略

1. 康复评定

（1）心理评定。评定患者是否对癌症、手术、术后肩关节功能障碍、术后形体缺陷、术后其他并发症、复发等存在较大顾虑，有抑郁、焦虑等心理问题。

（2）呼吸功能评定。术后早期注意观察患者的呼吸模式，呼吸深度、频率以及呼吸道分泌物量。

（3）肩活动范围对比。测量术侧与健侧肩关节活动范围。术后1个月内每周测量一次，以后每月一次。

（4）上臂、前臂围径对比。测量术侧与健侧。测量需采用同一时间、同一姿势、同一平面。根据肢体水肿情况，每周至每月测量一次。

（5）日常生活活动能力评定。可采用Barthel指数测定。术后1个月内每周评定一次，以后每月一次。

2. 心理康复

（1）术前向患者说明手术的必要性以及术后可能发生的障碍及有效预防、处理措施，康复治疗方法。

（2）术后早期及时的康复治疗和功能恢复可促使心理康复。

（3）请乳腺癌根治术后功能康复较好的病友对患者进行示范和引导。

3. 运动疗法

（1）术后即应使术侧肩置于功能位。第 1～2 天即可开始肩的被动活动，手术切口引流管没有拔除前必须将外展限制在 45° 以内，以后逐步增加；内旋、外旋不受限制。可早期开始等长收缩训练。

（2）术后第 1 天即可开始手指、腕、前臂和肘的主动活动，并逐步增大活动范围和力量。

（3）术后 3 周可逐步加大术侧肩关节和上肢的活动范围，肩的活动功能训练至少应坚持半年。

4. 日常生活活动训练

（1）出院前可做负荷小于 0.5 kg 的轻量活动。

（2）出院回家后的最初 2 周可做负荷为 1 kg 的中量活动。

（3）回家 1 个月时可做负荷为 1.5 kg 的中量活动。

（4）回家 2 个月时可做较重的活动。

5. 上肢淋巴水肿的预防

（1）避免用患侧上肢提拎重物。

（2）避免做剧烈的体育锻炼。

（3）避免在患侧上肢行静脉注射。

（4）避免在患侧上肢测血压。

（5）避免用患侧上肢做重复性多的劳动，如拖地板、搓衣物、切菜。

（6）避免处于严寒和酷暑的环境中。

（7）避免穿着过紧的内衣、外衣，戴过紧的手表、首饰。

（8）保护患侧上肢皮肤和指甲，避免蚊虫叮咬、刀割伤、刺伤。

（9）提高机体抵抗力，避免过度疲劳。

（10）长途旅行建议佩戴弹性手臂套。

（11）一旦发生水肿立即到专科医疗机构就医。

（12）一旦发生皮肤感染立即就医，尽早使用抗生素。

（13）均衡饮食，保持适中的体重。

6. 上肢淋巴水肿康复

（1）运动疗法。术后即应注意经常抬高术侧上肢，加强术侧上肢活动，多做静力性收缩，并做向心性按摩，以促进血液和淋巴回流，消散水肿。

（2）压力疗法。可应用由肢体远端向近端的序贯性间断性气压袖套，每天2～12 h，或穿弹力袖套、用弹力绷带。

（3）康复护理。注意术侧上肢的护理，保持皮肤清洁卫生，不使用腐蚀性洗涤剂，防止感染，防止过冷、过热，避免肢体下垂、受压、破损；避免重负荷劳动；禁止在术侧上肢进行静脉穿刺、输液、测量血压等操作。

（4）低盐饮食，必要时可给予适量利尿药。

7. 形体康复

（1）穿宽松上衣以掩饰胸部不对称的形体缺陷。

（2）伤口愈合后可使用外用的乳房假体、乳罩下放置海绵，也可考虑置入乳房假体，必要时行乳房重建术。

8. 幻乳觉康复

①心理康复（详见本章第五节心理干预策略）。

②使用外用的乳房假体，也可考虑置入乳房假体、乳房重建。

③局部轻柔抚摸。

④经皮电神经刺激疗法。

⑤避免强电流与强热治疗。

第六章

乳腺主动健康与乳腺癌预防

　　人类对乳腺疾病的认识经历了漫长的探索过程。迄今为止，人们对乳腺疾病发生、发展的机制仍所知不多，以至于无法针对病因预防乳腺疾病的发生。特别是乳腺癌，其在人群中发生率高，危害大，对其发生机制的探索至今仍是人们研究的热点。回顾既往的研究，人们清楚地认识到乳腺疾病的发生是一个复杂的、受多因素影响的综合结果。在有限的认识中，人们把乳腺疾病的危险因素分为三大类：年龄的增长、终生雌激素的暴露（包括外源性和内源性）以及基因的易感性。在谈到对乳腺疾病的预防时，我们把以上危险因素重新分为遗传因素和非遗传因素两大类，总结既往研究的结果，以期进一步了解与乳腺疾病发生、发展可能相关的原因，识别乳腺疾病发生的高危因素，对不同影响因素对乳腺疾病发生的作用作综合分析。随着技术发展、人民对健康理解的增进及要求的提高，乳腺疾病的预防应在已构建的乳腺主动健康服务体系中，在乳腺主动健康模式下不断探索。乳腺良性疾病与恶性疾病的发生存在一定程度上的连续性，比如乳腺上皮普通增生、非典型增生、原位癌、浸润性癌可以在疾病发展的不同阶段被检出，其在发病风险的关联上也在不同研究中被提及。

第一节　遗传因素与乳腺癌

　　多数乳腺疾病的发生往往表现出家族聚集倾向，因此有理由认为，乳腺疾病的发生可能与遗传因素密切相关。家族相对风险可用来衡量家族聚集性，其定义为患者家属患病风险与普通人群患病风险的比值。以乳腺癌为例，有关家族性乳腺癌流行病学研究的最初报道见于 20 世纪上叶。这些研究显示，乳腺癌患者的母亲和姐妹患乳腺癌的风险将提高 2 ~ 3 倍。第一项关于乳腺癌风险与家族史相关性的人群研究在瑞典进行，该研究纳入了 2660 位女性。在此研究中，有家族史成员的乳腺癌风险比无家族史成员高 1.7 倍。Anderson 指出，在样本多数是多因素引起的乳腺癌的研究中，少数单基因缺陷家族的患病风险可能被掩盖了，而这些家族的风险常较高。到了 1980 年，已有大量证据支持遗传因素在乳腺癌家族聚集性中的作用，研究重点也转移到对家族性乳腺癌遗传模式的研究。1984年，William 和 Anderson 找到了常染色体显性乳腺癌易感基因的证据，该基因的外显率呈年龄相关性。

一、遗传模式

目前为止，所有关于乳腺癌遗传易感性的研究均显示，乳腺癌易感性依据孟德尔定律常染色体显性遗传。依据此模式可鉴别出大量基因。当为常染色体显性遗传时，个体可能为以下三种基因型中的一种：携带两条非突变等位基因（正常纯合子）、携带一条突变的等位基因（杂合子）或携带两条突变的等位基因（纯合子）。

突变携带者的实际乳腺癌风险则依据基因的外显率。外显率指突变（基因型）表现出临床阳性（表型）的可能性。个体携带两条疾病相关的常染色体显性遗传基因的情况很罕见，一方面是杂合子间杂交产生纯合子的概率低，另一方面是突变的纯合子在胎儿时期即可出现致命缺陷。有研究报道了 BRCA-1 和 BRCA-2 均发生突变的个体，携带此突变的女性比单基因突变的女性发病年龄早，发病率高。但携带此突变个体的样本例数较少，未得到更深入的研究。

二、抑癌基因

目前，已有两种导致恶性表型发生、发展的遗传性改变被发现：①受累细胞中，原癌基因激活将在细胞中获得功能；②抑癌基因失活将丧失功能。某些抑癌基因在调控细胞周期、监控细胞生长、DNA 损伤的修复、阻止突变基因的增殖等方面起着重要的作用。突变的抑癌基因失去了这些调控功能，导致细胞恶变。然而，每个个体均有两条等位基因，而多数肿瘤的发生是由单个肿瘤抑癌基因遗传突变引起的，我们必须对此现象加以研究。1971 年，Alfred G. Knudson 提出二次打击假说，提示肿瘤的发生是因为同一细胞中发生二次基因改变事件，致使抑癌基因的两个拷贝均失活。在散发性癌症病例（如没有家族史的乳腺癌患者），同一细胞的同一基因发生两次基因改变事件的可能性很低。然而，"癌症家族"个体的所有细胞均遗传了一个抑癌基因失活状态的突变（如性细胞突变），只需一次非遗传事件便可使剩余的单个拷贝失活，使得"有一次打击"的个体比"没有打击"的个体更易患癌。与乳腺癌发生相关的抑癌基因有 TP53、BRCA-1 和 BRCA-2 等。

三、遗传性乳腺癌综合征

在包括乳腺癌发病率提高的临床综合征的研究中，我们对基因突变导致肿瘤发生、发展的机制有了更深入的认识。最常见的遗传性乳腺癌家系表现为专一位点性乳腺癌（即这些乳腺癌家系不合并其他肿瘤遗传易感性），这被认为是单基因异常的结果。BRCA-1 和 BRCA-2 突变所致的乳腺癌是最好的例子。不得不指出，乳腺癌有时也可伴发其他肿瘤。在利-弗劳梅尼综合征（患者易患软组织肉瘤、乳腺癌、脑肿瘤和肾上腺皮质瘤）中，乳腺癌常伴发多种其他肿瘤。乳腺癌和卵巢癌的关系是目前的研究热点之一。乳腺癌发病率在一些遗传综合征的病例中较高，其中也包括多发性错构瘤综合征和缪尔-托尔综合征。越来越多的中度风险基因被发现并认为它们可使肿瘤发病风险提高 2～4 倍，其中包括 ATM、CHECK2、PALB2 和 BRIP1。许多常见的基因突变（人群发生率为 5%～50%）也被发现可中度地提高乳腺癌风险（1.1～1.5 倍），其逐渐成为乳腺癌易感性研究蓝图的一部分。

四、乳腺癌易感基因

在有关的乳腺癌易感基因中，对 BRCA-1 或 BRCA-2 突变的研究较为深入。即使如此，对 BRCA-1 或 BRCA-2 突变携带者进行肿瘤风险评估尚存争议。人们对高外显率家族进行风险评估后发现了高风险基因。疾病风险提高可能是由遗传和环境因素共同作用所致。然而，在基于人群的研究或未经家族史筛选的乳腺癌患者研究等低风险组研究中，乳腺癌的终生风险相对较低。因此，BRCA-1突变携带者预测的乳腺癌风险常有变化，汇集得出的数据约为 65%。据报道，BRCA-1 携带者的卵巢癌累计风险在 27%～45%。研究表明，男性乳腺癌的发病也与 BRCA-1 突变相关。BRCA-2 的肿瘤风险与 BRCA-1 相似却不相同。BRCA-2突变携带者的终生乳腺癌风险为 45%～84%，终生卵巢癌风险为 10%～20%。

随着对 BRCA-1 和 BRCA-2 研究的深入，人们对基因相关乳腺癌风险的认识逐渐提高，依据临床证据制订的降低乳腺癌风险的控制策略进一步完善。继续深入研究 BRCA-1 和 BRCA-2 相关乳腺癌的发病机制，将为突变个体提供更多可降低患病风险的靶向干预措施，并为散发性乳腺癌的研究提供重要信息。然而，在家族聚集性乳腺癌中只有少于 25% 可查到已知的乳腺癌易感基因。随着基因测序技术变得快速且廉价，更多中显性和低显性突变将被发现。这将为风险评估带来更多信息。这些进展有希望改善遗传性乳腺癌和散发性乳腺癌患者的诊断和治疗。

五、遗传性乳腺癌的遗传学检测及风险控制

遗传学咨询和检测已逐渐成为乳腺癌患者管理中不可或缺的一部分，尤其适用于乳腺癌或卵巢癌家族史阳性的患者。遗传性乳腺癌，通常被定义为两代或三代罹患乳腺癌和相关肿瘤（如卵巢癌），常见早发病例，但这种患病群体较少见。当家族史提示遗传风险时，家族中女性可能从遗传学咨询和检测中获益。通过定期监测以及采取可降低患病风险的措施，高危女性的癌症发病率和病死率将有所降低。检测证实未携带风险相关基因突变的女性可从患病担忧中解脱，并可免于不必要的干预治疗。遗传学咨询将为咨询者提供准确的信息，如遗传学检测的优势、风险及局限性，同时可指导检测结果合理应用于临床乳腺癌。遗传学咨询和检测逐渐成为肿瘤治疗的主流手段，针对 BRCA-1 及 BRCA-2 突变的检测更受重视，但仍有诸多问题亟待解决，如个体患病风险的预测、检测管理的远期影响以及如何将遗传学信息合理应用于乳腺癌的临床治疗中等。决策者需为患者制订合理的临床管理模式，而患者需抉择是否进行遗传学检测。

第二节　非遗传因素与乳腺癌

经过长期观察研究，人们对乳腺疾病发病的相关非遗传因素已经有了实质性的了解。但如何对已知的危险因素的作用进行量化是困难的。已知这些危险因素对发病率的影响程度是有差别的，一项调查表明，45% ～ 55% 甚至更多乳腺癌病例的发病可能是因为高龄初产、未经产、乳腺癌家族史、较高的社会经济地位、较早年龄的初潮和先前的良性乳腺疾病。另一项分析显示，产次、初潮、首次分

娩及绝经年龄似乎能够解释超过半数的中国和美国之间乳腺癌发病率的差别。总的来说，乳腺癌发病的非遗传性因素主要包括以下因素。

一、生殖因素

1. 月经初潮和绝经

初潮代表着一个年轻女性激素环境走向成熟的发展和激素每个月周期性变化诱导排卵、月经及乳腺、子宫内膜细胞增殖的开始。较早的初潮年龄始终与乳腺癌发病风险的提高相关。一项包含了 7746 例绝经前女性和 16467 例绝经后女性的汇总分析显示，初潮每延迟 1 年，与其相关的绝经前、后乳腺癌发病风险分别降低 9% 和 4%。与绝经年龄在 55 岁或更年长的自然绝经的女性相比，在 45 岁以前行双侧卵巢切除术者的乳腺癌发病风险约是前者的一半。平均起来，绝经年龄每延迟 1 年，乳腺癌发病风险约提高 3%。较早绝经使得乳腺癌发病风险降低可能是因为随着月经周期的终止和内源性激素水平的降低，乳腺细胞分裂次数减少，故其发病风险较绝经前期要小得多。

2. 月经周期

较短的月经周期确实与更高的乳腺癌发病风险相关。20 ～ 39 岁女性较短的月经周期可能与高乳腺癌发病风险相关，可能是因为较短月经周期与更多的月经周期及更长时间的黄体期有关，而在黄体期无论雌激素还是黄体激素水平都较高。长期的、不规律的月经周期可能也与乳腺癌发病风险的降低相关。

3. 妊娠和首次足月妊娠年龄

流行病学研究显示，与经产者相比，未经产女性处于提高的乳腺癌发病风险之下。首次足月妊娠时年龄较小的女性，预示其终生乳腺癌发病风险较低。与未经产女性相比，女性怀孕后乳腺癌发病风险的降低，并不是立即表现出来，而是经 10 ～ 15 年才会显现。实际上，首次怀孕之后 10 年内乳腺癌发病风险是有所提高的。第一次妊娠期间，乳腺细胞增殖，最终分化为成熟的乳腺细胞为泌乳做准备。这有可能导致突变细胞的生长和孕后 10 年的过高发病风险。第一次妊娠后暂时性发病风险提高与流行病学资料相符合。

4. 分娩次数和分娩间隔

较多的分娩次数始终与乳腺癌较低的发生风险相关，除第一次分娩外，每增加一次分娩都会降低乳腺癌的长期发病风险。尽管有些研究显示，较早年龄的首次分娩并不是乳腺癌发病风险的独立影响因素，但是总体证据显示，较多的分娩次数是影响乳腺癌发病风险的独立影响因素。除高产次的保护性作用外，目前多项研究显示，较短的分娩间隔与终生乳腺癌低发病风险相关。这可能是因为反复妊娠的保护作用使得 DNA 达到最大变异之前，乳腺有时间去积累 DNA 的损伤。

5. 哺乳

母乳喂养可能进一步终止乳腺上皮细胞的分化，并且哺乳推迟了妊娠后排卵性月经周期的恢复。因此在正常哺乳且持续长时间哺乳的人群中乳腺癌发病率较低。来自病例对照研究和队列研究的整体证据都支持持续长时间哺乳者乳腺癌发病风险低的观点。一项针对 30 个国家的近 50 项研究的汇总分析显示，所有经产女性每哺乳 12 个月，其乳腺癌发病风险总体降低 4%。

6. 自然流产和人工流产

在妊娠早期，乳腺未分化细胞的数目像乳腺上皮细胞的快速生长那样开始增加。如果怀孕持续至足月，这些细胞在妊娠晚期分化，因此，易恶变细胞的数目减少。自然流产和人工流产而发生的乳腺细胞分化的中断可能提高女性发生乳腺癌的风险。一项来自丹麦的队列研究中，150 万例女性中 28 万例至少有一次人工流产史。在对年龄、产次、第一次足月产年龄、时间等潜在混杂因素进行调整后，发现有流产史女性的乳腺癌发病风险与无流产史女性的乳腺癌发病风险相比无明显差别（RR=1.0；95%CI=0.94 ～ 1.06）。这样的结果也在上海纺织工人研究、欧洲肿瘤和营养前瞻性调查等前瞻性队列研究中被发现，因此，目前并无证据支持人工流产与乳腺癌发病间有重要的相关性。

二、内源性性激素

很久以来数项证据提示性激素在乳腺癌的病因学上起核心作用。乳腺癌发病率在绝经前期急剧提高，但所提高的发病率在雌激素水平迅速降低的绝经期急剧降低。能改变激素状态的几个生殖变量影响乳腺癌的发生风险，例如初潮年龄早和绝经年龄晚与乳腺癌发病风险的提高有关，而分娩次数与乳腺癌发病风险成反比。绝经后，脂肪组织是雌激素的主要来源，过度肥胖的绝经期后的女性不但内源性雌激素水平较高，其乳腺癌的发生风险也较高。在动物中，雌激素、黄体激素和催乳素均能促使乳腺癌的发生。此外，雌激素治疗，如抗雌激素（如他莫昔芬）有益于乳腺癌的治疗和降低高发病风险女性的乳腺癌发病率。循环中与乳腺癌发生相关的内源性激素的种类较多，包括雌激素类、雌激素代谢产物、雄激素、黄体酮、催乳素、胰岛素样生长因子、胰岛素、褪黑激素等。其中，雌二醇被认为是生物学活性最强的内源性性激素。一项前瞻性研究同时考虑了多重激素对绝经后乳腺癌发病风险的影响，评价了 256 例患者和 541 例健康对照的绝经后雌酮、雌二醇、硫酸雌酮、睾酮、雄烯二酮、脱氢表雄酮、硫酸脱氢表雄酮、催乳素、胰岛素样生长因子和 C 肽水平。该研究对多个激素的评分进行了评价，评价包括根据在年龄和分批调整的几何平均数之上的激素数目将女性进行分等级。与零激素相比，在几何平均数水平之上有 7 种或 8 种激素与总的乳腺癌发病风险（RR=2.7；95%CI=1.3 ~ 5.7，$P < 0.001$）和雌激素受体阳性乳腺癌发病风险（RR=3.4；95%CI=1.3 ~ 9.4，$P < 0.001$）相关。总的来说，这些结果显示，高循环水平的多重激素确实会提高乳腺癌发病风险，尤其是雌激素受体阳性乳腺癌的发生风险。

三、口服避孕药

在一项汇总分析中发现，当前和近期的口服避孕药使用者乳腺癌发病风险提高（与未曾用药者相比，当前用药者的 RR=1.24），这种提高的发病风险在停用口服避孕药后 10 年内消失（与从未用药相比，停药后，1 ~ 4 年的年度 RR 为 1.6，5 ~ 9 年的年度 RR 为 1.07，10 ~ 14 年的年度 RR 为 0.98，15 年以上的年度 RR 为 1.03）。当调查者评估自最后一次用药以来的时间和用药持续的时间时，在当前和近期口服避孕药者中观察到乳腺癌发病风险的提高，且长期用药对乳腺癌发病风险没有任何独立效应，甚至在非常年轻的女性中也是如此。因此，在决定是否使用口服避孕药时应慎重考虑。结合这些数据和实验室证据支持，国际癌症研究机构于 2005 年将口服避孕药归类为人类致癌物。

四、绝经后雌激素的使用

在过去 40 年中，有超过 50 项流行病学研究对绝经后雌激素的使用与乳腺癌发病风险之间的可能关系进行了研究。这些研究大多集中于非对抗性雌激素的使用，并在一项汇总分析中进行了总结。最近，随机对照试验的数据证实了混合雌激素加孕激素治疗会提高乳腺癌发病风险的流行病学关系。女性健康行动中的随机试验发现，如果用药持续时间短于流行病学研究中长时间持续使用非对抗性雌激素会提高乳腺癌发病风险的时间，短期使用非对抗性雌激素并不会提高乳腺癌发病风险。值得注意的是，雌激素加孕激素的使用相关的乳腺癌发病风险的提高比单用雌激素高得多。

五、饮食因素

营养因素在乳腺癌环境决定因素中占有重要地位。全球乳腺癌发病率的巨大变化和从低发病国家迁移至高发病国家的移民后代乳腺癌发病率的大幅提高都与饮食因素有关。目前，占主导地位的假说是高脂肪摄入会提高乳腺癌发病风险。除了总体脂肪的摄入，特殊类型的脂肪也会对乳腺癌发病风险产生不同的影响。在大多数动物实验中，进食大量多不饱和脂肪酸（如亚油酸），明显超过人类暴露的水平时，乳腺肿瘤的发病率会明显提高。此外，碳水化合物的大量摄入会提高血液胰岛素水平，这被猜测可能会促进肿瘤生长。相反的是，高纤维膳食被认为能预防乳腺癌，也许是因为其能抑制肠道内经胆道系统排泄的雌激素的重吸收。高纤维膳食与动物乳腺癌发病率的降低有关。维生素 A、维生素 E、维生素 D 和硒元素等也在乳腺癌发病率的降低中发挥重要作用。现在有大量的证据支持饮酒与乳腺癌发病风险之间存在正相关。豆类产品中的植物雌激素已受到科学界和大众的关注，部分是因为在亚洲低乳腺癌发病率国家，如日本和中国，他们的豆类产品消耗数量很高。包括大豆黄素和染料木黄酮在内的这些化合物能与雌激素受体结合，但结合力比雌二醇低得多。一般而言，这些物质可能会像他莫昔芬那样通过阻断内源性雌激素的作用而降低乳腺癌发病风险。

尽管我们对饮食因素与乳腺癌关系的了解并不完全，但是有明确的证据显示，我们可以通过避免成年时期体重增加并限制酒精摄入来降低乳腺癌发病风险。虽然不太确凿，但是一些证据表明，在成年生活早期通过限制红肉摄入量，用单不饱和脂肪酸取代饱和脂肪酸，摄入更多的水果、蔬菜和全谷物（地中海饮食模式的特征）都能适度降低乳腺癌发病风险。尽管它们与乳腺癌之间的关系有些不确定，但是因为这样确实能降低冠心病和糖尿病的发生风险，所以这些饮食行为应该被强烈推荐。

六、体育活动

大量流行病学研究报道了体育活动与绝经后乳腺癌之间的负相关，然而这种关联性很多方面尚不完全清楚。很多其他研究评估了终生体育活动与乳腺癌发病风险之间的关系。其中一项研究的结果支持早前的相关报道，即绝经前女性进行更多的体育活动，其乳腺癌发病风险降低。平均每周跑步 3.25 h 或更多的人与较少活动的人相比，平均生命期间总的运动量的 RR 是 0.77（95%CI=0.64 ～ 0.93）。在上海市区绝经期前、后的女性中进行的一项病例对照研究发现，参加多年的休闲性活动与乳腺癌发病风险有显著的负相关，且在终生职业性活动与乳腺癌发病风险之间也存在同样情况。相反，另一项病例对照研究也评估了终生体育活动（仅包括休闲性的）与乳腺癌的相关性，发现体育活动（终生的或生命中的特定的时间）与乳腺癌的危险没有相关性。尽管有大量研究检测了体育活动与乳腺癌发病风险之间的相关性，但是有许多问题仍未解决。与病例对照研究相比，队列研究显示，这种相关性有些微弱，然而，总体来说，证据的权重表明，有规律的体育活动对乳腺癌有一定的抵御作用，而且这种作用对绝经后乳腺癌最明显。与高强度体力活动有关的绝经后乳腺癌发病风险的证据是很强的，因为体力活动在控制体重增加中的重要作用，体力活动也是绝经后乳腺癌发生风险降低的重要原因。

七、电离辐射

电离辐射可能诱发多种恶性肿瘤，接受放疗方案的女性在日后生活中的乳腺癌发病风险会提高。在德国，一项关于 1945—1955 年注射 $^{-224}$ 镭治疗骨病的年轻病例研究显示，其后骨癌的发病率大幅提高，在队列中的女性和男性中，乳腺癌的发生风险都有所提高。职业性研究为放射诱发的乳腺癌提供了一组证据。在20 世纪早期给表盘和测量仪涂 $^{-226}$ 镭的一些女性群组中观察到乳腺癌发病率的提高。此外，在从事放射和医学 X 线工作的中国女性先驱者中也发现类似的乳腺癌发病风险的提高。

八、环境污染

我们的日常生活环境中接触的物质，包括有机氯、电磁场、主动或被动吸烟，以及乳腺植入物对乳腺疾病发生的影响，一直为临床医生所担忧和关注。但总的来说，当前的证据并不支持暴露于环境中的人造化学物质或电磁场与乳腺癌发病风险有任何实质性关系。在前瞻性分析中最好的近期证据并不支持有机氯暴露与乳腺癌发病风险有关联。尽管对于电磁场暴露的职业性研究还没有结论，但是与居住有关的研究显示，电线与乳腺癌发病风险没有联系。主动或被动吸烟导致的乳腺癌发病率总体的提高，并没有前瞻性的数据支持，但是早年吸烟导致发病风险轻度提高的可能性不能排除。尽管尚未确认的其他环境暴露因素可能还需评估，但是在目前证据的基础上，除电离辐射外，尚无环境暴露因素可以被我们确定地归类为乳腺癌的病因。

第三节　乳腺癌高危因素的识别

乳腺癌危险因素在乳腺上皮的转变中扮演重要的角色，似乎集中表现于乳腺上皮增殖性损伤的显性表达，这种表达类似于未受任何影响的易感乳腺中所观察到的，同样在所谓的散发性乳腺癌患者中也可以观察到。基因易感性因素在很多层面上仍处于研究的阶段。在已经取得的成果中，对于相关基因的检测，比如BRCA 突变基因携带者的检出，并对其提出相关筛查及预防策略的参考具有重要意义。而对于不携带已知的乳腺癌易感基因突变基因的女性，本节将讨论相关高危因素的识别。

一、年龄

我们有必要强调年龄对个体乳腺癌风险评估有很大影响。从 35 岁开始，乳腺癌发生率随年龄增长而明显提高。所有现行使用的危险评估模型都将乳腺癌风险同这个年龄的人群相关联。乳腺癌风险处理很重要，5 年风险评估使用 Gail 模型，此模型已被广泛用于乳腺癌风险评估。用 Gail 模型评估平均年龄 45 岁及 65 岁女性 5 年罹患乳腺癌的概率为 1% 及 2%。因此，一位 45 岁的女性若 5 年患乳腺癌的概率为 1.7%，那么，她比同样高风险性的 65 岁的女性终生患乳腺癌的风险更高，然而，如果没有获得任何新的风险因素且未患乳腺癌，那这位女性罹患乳腺癌的风险会降低到她所在年龄段的平均水平。终生风险的估计（计算到 85 岁或 90 岁）已成为一种常用的高危人群的比较基准，这对于年轻女性有重要意义。

二、雌激素

一系列已被确认的乳腺癌风险因素都与内源性雌激素暴露有关，包括初潮早、初次足月妊娠晚、未哺乳、绝经晚。绝经后女性中，血清雌二醇浓度高与乳腺癌风险强烈相关，绝经前乳腺癌患者则表现出更高水平的雄激素（可作为雌二醇前体），但这些差异并不足以把血清激素水平用于临床实践中的风险估计。虽然与生殖相关的变量的风险已经普遍归因于雌激素，但是孕酮和催乳素也值得考虑。流行病学研究表明，乳腺癌患者发病前，血清催乳素水平高于对照组。

其他的风险因素似乎也是通过内分泌轴起作用。绝经后肥胖会使脂肪组织中的雄性激素过多地芳香化，降低性激素结合球蛋白，增加游离的雌二醇。青少年时期体育锻炼既可以推迟月经初潮及卵巢功能的开始，也可以降低以后肥胖的发生率，还可以通过其他机制起到积极的作用。中年时期过多摄入酒精会使循环中的性激素水平提高，并且会延缓肝脏对于激素的代谢。总之，这些单个危险因素对于总体风险评估的作用是适中的，多数研究显示，这些因素相对风险性为1.5～2.0。运用这些信息进行单个危险因素的评估是很困难的，除非运用到多因素分析模式中，如 Gail 模型，该模型在乳腺癌预防中被证实有效。许多最近所建立的模式包括雌激素危险因素（初潮年龄、绝经后雌激素治疗、身高、体重等）及家族史。

三、乳腺密度

大量的证据显示，放射片中乳腺的密度和乳腺癌风险性强烈相关。几组大规模研究显示，放射片中乳腺致密区超过 75%（最高密度）的女性罹患乳腺癌的风险比会提高。一项 Meta 分析显示，最高密度风险比为 3.25～6.49。另外，一项包括三组病例（对照组、研究组及 1112 名自愿加入乳腺癌普查的女性）的研究表明 X 线片中乳腺致密区为 75% 或更高的女性患者罹患乳腺癌的风险是乳腺致密区少于 10% 女性的 4.7 倍。腺体致密者乳腺普查后 12 个月便发现乳腺癌，提示这种影像可能会掩盖乳腺癌的发现（RR=17）。绝经后使用雌激素治疗的女性，乳腺高密度与乳腺癌风险的关系更明显。其他数据表明，每天超过 1 份酒精的摄入和乳腺密度之间有相互作用。基于这些结果，酒精的摄入是识别乳腺高密度的女性并使她们改变的重要危险因素。在早期，检测成像技术的选择还需要研究。

基于上述结果，我们建议对于乳腺组织广泛致密的女性使用其他检查方法以便早期发现乳腺癌。X 线片中乳腺致密影成为一种强且独立的危险因素，其重要性因为普遍性而被重视。大约 13% 的女性乳腺致密区达 50% 或更多。乳腺癌中有 16%～32% 的病例与乳腺致密相关，绝经前女性更多。因此，X 线片中乳腺密度较已知内分泌相关因素对乳腺癌风险的影响更强大，同样与乳腺上皮非典型增生也相关。

值得注意的是，乳腺密度是可以改变的。事实证明，绝经后激素治疗的应用会增大乳腺密度，而他莫昔芬治疗可减小乳腺密度，且乳腺密度的减小似乎可以预测预防获益。国际乳腺癌干预研究试验表明，女性在使用他莫昔芬 12 个月后，乳腺密度会减小 10% 或更多，且会降低 2/3 的乳腺癌风险，而对于乳腺密度无变化者则不能降低乳腺癌风险。

四、乳腺上皮增生和复旧

乳腺癌发生的现有模式提示，乳腺及其他上皮性器官的恶性病变的病因都集中在乳腺上皮增生及上皮内瘤变的发生。一些研究已经显示，乳腺增生的患者发生乳腺癌的风险是没有增生者的 2 倍，非典型增生者则是正常者的 4 倍。

第四节　乳腺癌的预防手段

一、改变可改变的风险因素

乳腺癌危险因素很多，但可以改变的却不多。终身较多的体力活动会降低风险；青少年时期参与体育锻炼会推迟月经初潮，且可推迟有规律的卵巢周期的出现。绝经后肥胖也是可以改变的因素，肥胖的高危女性应进行体重控制，因为增加体育锻炼及卡路里控制对降低乳腺癌风险及全身疾病都有影响。生育因素中，哺乳似乎是保护性因素。调节了其他风险因素后，女性一生哺乳时间累计超过 15 个月会降低乳腺癌风险。一项来自 30 多个国家的 50000 多例乳腺癌及 100000 例对照的女性研究中的 Meta 分析结果显示，每 12 个月的哺乳时间会降低 4.3% 的乳腺癌发病风险。哺乳的相对获益性在不同国家是一致的。因此，鼓励哺乳期女性

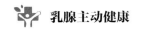

尽可能长时间的母乳喂养。

此外，酒精的摄入也是可以改变的因素。尽管酒精的摄入年龄对风险的影响似乎没有区别，且没有明确证据显示晚年减少酒精摄入会降低乳腺癌风险。然而同建议节食、体重控制、体育锻炼一样，通常也会建议控制酒精摄入。有证据显示，绝经后酒精摄入及激素替代疗法，两者同时具备且每天摄入 2 杯或更多酒精者患乳腺癌的风险高于仅具备其一者。因此建议绝经后激素治疗者应控制酒精的摄入。

乳腺 X 线检查中乳腺的密度是否可以通过改变生活方式而得到改变还不是很明确。在一项大规模流行病学研究中并没有发现体育锻炼和乳腺密度相关，在荷兰女性研究中也没有发现。然而，试验显示，通过他莫昔芬干预降低乳腺密度与他莫昔芬的正向作用相关，这表明一些预防措施可能是有益的，且这可能是一个有用的替代终点。

很明显，绝经后使用激素治疗的女性患乳腺癌的风险会提高。随着激素的停止使用，风险的提高会随之停止。因此，应建议乳腺癌高危女性不要接受激素联合治疗，除非是为了控制停经相关症状，且应尽量在最短的时间内使用最低有效剂量。有目的地使用激素替代治疗一些特殊症状是合理的（如阴道干涩，低剂量的阴道雌激素用药比口服用药的全身暴露更低）。妇女健康倡议研究的数据表明，切除子宫的女性单独应用雌二醇不会提高其患乳腺癌的风险。这个结论还需要进一步的测试。队列研究显示，单独使用雌激素比联合雌激素治疗的风险要低，但风险仍高于绝经后未使用激素的治疗者。因此，对于子宫切除后有症状的绝经后女性可以单独使用雌激素治疗，但是对无症状者使用雌激素治疗仍有争议。

二、化学预防

化学预防是降低乳腺癌发生率的重要方法，目前，关于化学预防的研究致力于寻找有治疗价值的天然和合成物质。然而，乳腺癌又分为雌激素受体阳性（ER+）和阴性（ER-）的亚型，因此有效的干预需要不同的化学预防。这就需要评估预防药物短期和长期的毒性反应，进而建立个体化的风险获益比。

临床试验证实包括雌激素受体拮抗剂和芳香化酶抑制剂在内的几种药物可以有效预防多种女性癌症的发生，尤其是雌激素受体阳性乳腺癌的发生。他莫昔芬和雷洛昔芬是目前 FDA 批准用于治疗乳腺癌风险提高的女性的药物。他莫昔芬还是仅有的被用于绝经前高危女性的预防治疗的药物，而他莫昔芬和雷洛昔芬都可用于绝经后高危人群。目前，芳香化酶抑制剂依西美坦作为绝经后雌激素受体阳性乳腺癌预防选择，已被列入 ASCO 临床实践指南。然而，绝经后女性选择雌激素受体拮抗剂还是选择芳香化酶抑制剂，这需要根据个体风险获益比进行选择。举例来说，对于绝经后没有子宫的乳腺癌高危患者来说，他莫昔芬的不良反应被降低，这样的患者也优先选择他莫昔芬。有完整子宫并担心潮热、血栓等风险的乳腺癌高危患者最好选择雷洛昔芬（不使子宫癌发生率提高，且血栓和潮热不良事件减少）或依西美坦（不使血栓事件发生率提高）。有深静脉血栓病史但骨密度正常的绝经后乳腺癌高危女性，根据 FDA 对降低乳腺癌风险治疗的规定，依西美坦是最佳选择。对于导管上皮细胞不典型增生达到癌前期的女性来说，他莫昔芬是最好选择，因为根据 NSABPP-1 试验结果，他莫昔芬可以将此类患者的乳腺癌风险降低 90%。目前，随着药物的应用，乳腺癌高危女性雌激素受体阳性乳腺癌风险明显降低成为可能。

三、手术预防

对于有乳腺癌高危因素但不适合通过药理学降低风险或强烈希望将乳腺癌风险降至最低的女性，可以考虑预防性乳腺切除。美国外科癌症协会已列出了行预防性乳腺切除来降低乳腺癌风险的指标：①存在 BRCA-1、BRCA-2 突变或其他易感基因；②有明显家族史但无明显基因突变；③组织学风险因子；④难以随访。考虑到国内基因检测开展及其报告仍缺少可靠的指控，基因检测结果直接用于指导预防性手术的价值仍值得商榷。对于有明显家族史者，强烈建议行基因评估，因为在一个家族中，如果乳腺癌发生率高是因为存在已知基因的突变，那么这个家族中突变基因阴性者可不行预防性双侧乳房切除。如果家族中的乳腺癌患者没有发现有基因突变，也有可能是因为突变位于还未被发现的基因中，因此预防性乳腺切除也是可以考虑的。有乳腺癌家族史的发病模式类似于 BRCA 突变家族，如发病年龄轻，至少 2 代人发病。对于存在组织学风险因子的女性，如存在非典型性增生或小叶原位癌，应向其充分解释风险及化学预防的风险及获益，因为这组人群可以很大程度从中获益。若这组人群有化学预防禁忌或不愿行此治疗，并想最大限度降低乳腺癌发生风险，可行预防性乳房切除。随着 MRI 与超声影像的出现，对于乳房切除，难以随访已不是一个常见的指征了。

保留乳头的乳房切除来降低风险的选择近来受到关注，已有报道说这个方法是可行的，且乳头乳晕复合体的成活比例可达 95%。然而，已知皮下乳房切除术后仍有可能发生乳腺癌，所以对于为了降低乳腺癌发生风险而选择乳房全切术的患者应该慎重考虑乳房全切。

综合上述，如何定义罹患乳腺癌的高危人群是识别和干预的重要前提。《中国抗癌协会乳腺癌诊治指南与规范（2024 年版）》提出，存在下列情况之一者被认为是罹患乳腺癌的高危人群。（1）有明显的乳腺癌遗传倾向者，主要判断内容如下：①一级亲属有乳腺癌或卵巢癌史；②二级亲属 50 岁前，患乳腺癌 2 人及以上；③二级亲属 50 岁前，患卵巢癌 2 人及以上；④至少 1 位一级亲属携带已知 BRCA-1 和 BRCA-2 基因致病性遗传突变，或自身携带 BRCA-1 和 BRCA-2 基因致病性遗传突变。（2）既往有乳腺导管或小叶不典型增生或小叶原位癌的患者。（3）既往 30 岁前接受过胸部放疗。（4）根据评估对象的年龄、种族、初潮年龄、初产年龄、个人乳腺疾病史、乳腺癌家族史和乳腺活检次数等多个风险因子，利用 Gail 模型进行罹患乳腺癌风险评估。如果受试者 5 年内发病风险 ≥1.67%，则被认为是高风险个体。对于前文中所述的可识别的高危因素及高危人群，如何制订相关干预策略，降低乳腺癌发生率是乳腺主动健康模式的重要内容。

第七章

乳腺主动健康与乳腺疾病护理

随着医学模式的转变，主动健康模式逐渐成为医疗护理领域的重要趋势。该模式强调个体在健康管理中的主动性与参与性，通过综合干预手段，促进患者身心健康的全面恢复。乳腺疾病作为影响女性健康的重要问题，其护理体系的建设日益受到重视，完善的护理体系对于改善患者预后、减少并发症具有重要意义。

主动健康模式下的护理强调个体在疾病预防、治疗和康复中的积极参与，通过整合中医、康复、营养、心理和睡眠等多个维度的护理策略，构建全面、系统的乳腺疾病护理体系，旨在提高患者的生活质量，促进疾病康复。该体系通过主动干预，以患者为中心，围绕中医、康复、营养、心理、睡眠五大模块展开，形成贯穿院前、院中、院后的全程护理链条，促进患者自我管理能力提升，实现疾病的有效控制与健康状态的持续改善，以护理管理全过程覆盖乳腺疾病全病程。

第一节　院前阶段的护理

一、中医护理

在院前诊断阶段，中医护理主要通过体质辨识和早期干预，为患者提供个性化的预防建议。通过望、闻、问、切四诊合参，中医医生能够评估患者的体质类型，识别潜在的风险因素。不同体质类型的患者对乳腺疾病的易感性和发病风险不同，因此可以根据体质类型制订个性化的预防措施。对于易患乳腺疾病的人群，如肝气郁结、气滞血瘀体质者，可建议采用中药内服、穴位按摩、情志调护等方法进行调理，增强机体免疫力，预防疾病发生。通过中医四诊合参了解患者的症状、体征、舌象、脉象等，还可以对乳腺疾病进行初步诊断。中医四诊合参可以为西医的诊断提供参考，提高诊断的准确性。

1. 中医的心理调节

患者术前往往心理压力较大，常出现焦虑、恐惧等情绪。中医可通过以下方法进行心理调节。

（1）情志疗法。根据中医五行相生相克的理论，利用不同的情绪来调节患者的心理状态。例如，用喜悦之情来缓解患者的焦虑，使其以平和的心态面对手术。

（2）音乐疗法。选择舒缓、宁静的古典音乐或自然音乐，如《高山流水》《春江花月夜》等，让患者在术前聆听，以放松身心，减轻紧张情绪。

2. 中医的体质调理

（1）中医辨证论治。通过望、闻、问、切四诊合参，判断患者的体质类型，如气虚、血虚、阴虚、阳虚等，并给予相应的中药调理。例如，对于气虚体质的患者，可给予补气的中药方剂，如四君子汤，以增强患者的体质，提高患者对手术的耐受性。

（2）食疗。根据患者的体质和病情，制订个性化的食疗方案。例如，对于气血不足的患者，可食用红枣、桂圆、阿胶等具有补血作用的食物；对于阴虚体质的患者，可食用百合、银耳、石斛等具有滋阴作用的食物。

3. 中医的术前准备

（1）中药辅助治疗。在术前可适当给予一些具有清热解毒、消肿散结作用的中药，如蒲公英、金银花、夏枯草等，以减轻乳腺局部的炎症反应，为手术创造良好的条件。

（2）针灸调理。选取一些特定的穴位进行针灸治疗，如足三里、关元、气海等，以调节患者的气血运行，增强免疫力，提高手术的安全性。

4. 中医的睡眠调理

良好的睡眠对于术前患者至关重要。中医可以通过以下方法改善患者的睡眠质量。

（1）中药安神。使用一些具有安神作用的中药，如酸枣仁、柏子仁、远志等，制成中药汤剂或中成药，让患者在睡前服用，以帮助患者入睡。

（2）推拿、按摩。对患者的头部、颈部、肩部等部位进行推拿、按摩，以放松肌肉，缓解紧张情绪，促进睡眠。

二、康复护理

康复护理在院前诊断阶段主要体现在生活方式指导和自我监测技能的培训上。指导患者如何进行乳腺自查，掌握早期症状识别的技巧，提高自我保健意识，同时，鼓励患者保持规律的作息、适量的运动，以及良好的饮食习惯，为可能的治疗打下良好的身体基础。

三、营养护理

营养护理强调均衡饮食的重要性。院前阶段，建议患者摄入高蛋白、低脂肪、富含维生素和矿物质的食物，如瘦肉、鱼类、豆类、新鲜蔬菜水果等，以提供身体所需的营养，增强免疫力。同时，建议患者避免摄入辛辣、油腻、腌制等刺激性食物，以减轻身体负担。

1. 保证营养均衡

（1）蛋白质。蛋白质是身体修复和维持正常生理功能所必需的。可选择瘦肉、鱼类、蛋类、豆类及豆制品等富含优质蛋白质的食物。如清蒸鱼既富含蛋白质又容易消化，白煮蛋也是优质蛋白质的良好来源。

（2）碳水化合物。碳水化合物可提供能量。可选择全谷物、薯类等，如燕麦、红薯等。全谷物富含膳食纤维，有助于维持肠道健康。

（3）脂肪。选择健康的脂肪，如橄榄油、鱼油等。避免过多摄入饱和脂肪酸和反式脂肪酸。

（4）维生素和矿物质。多吃新鲜的蔬菜水果，以保证摄入足够的维生素和矿物质。如西蓝花富含维生素 C、维生素 K 和膳食纤维，苹果富含果胶和多种维生素。

2. 增强免疫力

（1）食用菌类。可以在汤中加入香菇，或食用凉拌木耳。香菇、木耳等含有多糖类物质，有助于增强免疫力。

（2）食用富含锌的食物。锌对免疫系统很重要，可选择牡蛎、瘦肉、坚果等食物。

3. 控制饮食

（1）少食多餐。避免一次进食过多引起消化不良。每天可分为 5 ～ 6 餐进食，每餐适量进食。

（2）控制食量。根据个人情况，合理控制饮食量，避免过度肥胖或营养不良。

4. 注意饮食禁忌

（1）避免摄入刺激性食物。如辛辣、油腻、过热、过冷的食物，以免刺激胃肠道。

（2）减少咖啡因和酒精摄入。咖啡因和酒精可能会影响睡眠和情绪，对手术准备不利。

5. 特殊情况的饮食调整

（1）贫血患者。可多吃富含铁、维生素 B_{12} 和叶酸的食物，如动物肝脏、肉类、绿叶蔬菜等。

（2）低蛋白血症患者。增加蛋白质的摄入，必要时可在医生指导下使用蛋白质补充剂。

（3）乳腺癌术前患者。应注重营养均衡、增强免疫力、控制饮食量和频率，并注意饮食禁忌。同时，应根据个人情况进行适当的调整，为手术做好充分准备。

四、心理护理

心理护理在院前阶段侧重于心理健康教育和情绪疏导。通过开设乳腺健康讲座、提供心理咨询服务，帮助患者了解乳腺疾病的相关知识，缓解患者对疾病的恐惧和焦虑情绪。鼓励患者保持积极乐观的心态，建立战胜疾病的信心。

1. 了解患者心理状态

在术前，与患者进行深入的交流，了解患者的担忧和恐惧。比如，患者可能担心手术的风险、术后的恢复情况、身体形象的改变等。了解这些具体的担忧，才能有针对性地进行心理疏导。

2. 提供信息支持

向患者详细介绍乳腺癌手术的过程、预期效果和成功率，让患者明白手术是目前治疗乳腺癌的有效方法之一，许多患者经过手术和后续治疗都取得了良好的效果。解释术后的康复计划，包括身体功能的恢复、可能需要的辅助治疗等，让患者对未来有一个清晰的认识，减少不确定性带来的恐惧。

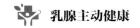

3. 情绪疏导

鼓励患者表达自己的情绪，无论是恐惧、焦虑还是悲伤。认真倾听患者的感受，给予理解和同情。可以通过深呼吸、冥想、放松训练等方法帮助患者缓解紧张情绪。例如，每天花几分钟时间进行深呼吸练习，专注于自己的呼吸，排除杂念，放松身心；分享成功案例，让患者看到其他患者在经历手术后如何积极面对生活，增强患者的信心。此外，还可以使用正念疗法、分散注意力疗法。

4. 家庭支持

鼓励患者家属和朋友给予患者关爱和支持。家属的陪伴和鼓励对患者的心理状态至关重要。让患者家属了解患者的心理需求，共同为患者创造一个温暖、支持的环境。

5. 心理专业帮助

如果患者的心理压力过大，难以自行缓解，可以考虑寻求专业心理医生的帮助。心理医生可以通过个体咨询、团体治疗等方式，为患者提供更深入的心理支持和干预。

五、睡眠护理

良好的睡眠对维持人体免疫功能至关重要。在院前阶段，应教育患者养成良好的睡眠习惯，保证充足的睡眠时间和良好的睡眠质量。指导患者通过调整睡眠环境、避免睡前剧烈运动和过度脑力劳动、采用放松技巧等方法，改善睡眠质量，为可能的治疗过程储备能量。

1. 营造良好的睡眠环境

保持卧室安静、黑暗和凉爽。可以使用窗帘遮挡光线，使用耳塞减少噪音干扰。室内温度控制在适宜的范围内，一般为 18 ～ 24 ℃。选择舒适的床垫和枕头，确保身体得到良好的支撑，有助于放松肌肉、促进睡眠。

2. 建立规律的作息时间

每天尽量在相同的时间上床睡觉和起床，即使是在周末也不要有太大的时间差异。这样可以帮助身体建立良好的生物钟，提高睡眠质量。避免白天过长时间的午睡，一般午睡时间控制在 30 min 以内，以免影响夜间睡眠。

3. 放松身心

睡前避免进行刺激性的活动，如看紧张的电影、玩激烈的游戏等。可以选择一些放松的活动，如阅读、听轻音乐、泡热水澡等。进行深呼吸练习或冥想，也可以帮助放松身心，减轻焦虑和紧张情绪。

4.注意饮食

避免在睡前吃过多的食物或喝刺激性的饮料，如咖啡、茶和可乐等。这些饮料中含有咖啡因，会刺激神经系统，影响睡眠。可以在睡前喝一杯温牛奶，这有助于放松身心，促进睡眠。

5.适当运动

白天进行适量的运动，如散步、瑜伽等，可以帮助身体消耗能量，提高睡眠质量。但要注意运动时间不要过于接近睡眠时间，以免身体过于兴奋而难以入睡。

6.心理调节

面对乳腺癌手术，患者可能会感到焦虑和紧张，这会影响睡眠。可以鼓励患者与家属、朋友或医生交流，分享自己的感受，寻求心理支持。指导患者学习一些应对压力和焦虑的方法，如积极地自我暗示、放松训练等，帮助自己保持良好的心态。

第二节 院中手术治疗和全身治疗阶段的护理

一、中医护理

1.促进术后康复

（1）中药调理。患者术后可能出现气血亏虚、脾胃虚弱、肝肾阴虚等表现，可运用中药进行调理。

①气血亏虚：术后患者常出现气血不足的情况，表现为面色苍白、乏力、头晕等。可采用八珍汤等方剂进行调理，以补益气血。药物包括人参、白术、茯苓、当归、川芎、白芍、熟地、炙甘草等。

②脾胃虚弱：手术及后续治疗可能影响患者脾胃功能，导致食欲缺乏、腹胀、腹泻等。香砂六君子汤可健脾和胃，其中有党参、白术、茯苓、炙甘草、陈皮、半夏、木香、砂仁等药物。

③肝肾阴虚：部分患者术后可能出现潮热、盗汗、腰膝酸软等肝肾阴虚症状。可服用六味地黄丸加减，药物有熟地黄、酒萸肉、山药、泽泻、牡丹皮、茯苓等。

（2）针灸治疗。针灸治疗可以缓解疼痛、促进伤口愈合及改善上肢功能。

①缓解疼痛：选取阿是穴、合谷、内关、足三里等穴位进行针刺，可有效缓解术后疼痛。

②促进伤口愈合：针刺气海、关元、血海等穴位，能促进局部血液循环，加快伤口愈合。

③改善上肢功能：针对术后上肢活动受限，可针刺肩髃、肩髎、曲池、外关等穴位，配合康复训练，恢复上肢功能。

2. 减轻放化疗副作用

（1）减轻消化系统反应。对于化疗引起的腹泻，可采用参苓白术散等方剂健脾止泻，也可针刺天枢、上巨虚、阴陵泉等穴位。

针对放化疗引起的恶心、呕吐，可采用中药方剂、穴位按摩、艾灸等方式调理。如采用旋覆代赭汤、橘皮竹茹汤等方剂进行调理，这些方剂具有降逆止呕、和胃理气的作用；使用健脾开胃的中药，如党参、白术、茯苓、山楂、麦芽等，可根据患者的具体情况进行方剂配伍；按摩内关、足三里、中脘等穴位，可起到和胃降逆、调节胃肠功能的效果，每次按摩以穴位产生酸胀感为宜，每个穴位按摩 3～5 min，每天可进行多次；艾灸中脘、神阙、关元等穴位，能温中散寒、健脾和胃，缓解恶心、呕吐症状，每次艾灸 15～20 min，注意避免烫伤。

若出现食欲减退，使用中药如山楂、神曲、麦芽等可健胃消食，陈皮、山药、红枣等可开胃，增进食欲。煮山楂水饮用，或用陈皮煮粥，可促进食欲。同时，针刺脾俞、胃俞、足三里等穴位也有一定效果。

（2）防治骨髓抑制。使用黄芪、当归、熟地黄、阿胶等中药，可补气养血，促进骨髓造血功能，提高白细胞、红细胞和血小板的数量。枸杞子、女贞子、菟丝子等中药，具有补肾填精的作用，有助于改善骨髓抑制。艾灸关元、气海、足三里等穴位，可补益元气，增强机体免疫力，对缓解骨髓抑制有一定帮助。

（3）缓解疲劳。患者术后常感疲劳，可服用补中益气汤等方剂，以益气升阳。针刺百会、关元、气海等穴位，能振奋阳气，缓解疲劳。

（4）减轻神经毒性。对于化疗引起的周围神经病变，可使用丹参、川芎、红花等中药，以活血化瘀，改善神经血液循环。采用鸡血藤、伸筋草、木瓜等中药，可通经活络，缓解疼痛和麻木症状。

针灸合谷、曲池、足三里、阳陵泉等穴位，对减轻神经毒性有一定效果。每次针灸留针 20 ～ 30 min，每周进行 2 ～ 3 次。

3. 预防复发转移

（1）扶正祛邪。根据患者的体质和病情，采用扶正与祛邪相结合的方法。扶正以补益气血、调理脏腑功能为主；祛邪则采用清热解毒、活血化瘀、软坚散结等方法。常用的中药有黄芪、人参、灵芝、白花蛇舌草、半枝莲、莪术等。

（2）调节免疫功能。中医认为，正气存内，邪不可干。中药调理和针灸等方法，可以调节患者的免疫功能，增强机体的抵抗力，预防复发转移。例如，艾灸神阙、关元、命门等穴位，可温阳补肾，提高免疫力。

4. 心理干预

（1）情志疗法。乳腺癌术后患者往往心理压力较大，容易出现焦虑、抑郁等情绪。中医可采用情志相胜法，根据五行相克的原理，用一种情绪去克制另一种不良情绪。例如，用喜悦之情克制忧思，鼓励患者多参加一些娱乐活动，保持心情舒畅。

（2）中药安神。焦虑、失眠的患者可服用酸枣仁汤、天王补心丸等中药方剂，以养心安神。

二、康复护理

康复护理在术后及综合治疗期间进行肢体康复锻炼，有助于患者肢体功能的恢复，帮助患者尽早回归社会。

1. 锻炼前

（1）咨询医生。在开始任何康复运动之前，务必咨询医生或专业康复师的意见。

（2）充分热身。锻炼前应进行轻度的热身活动，如慢走、活动关节等，以做好身体的准备，降低受伤风险。

（3）体能评估与训练。对患者进行体能评估，了解其身体状况和运动能力。根据评估结果，为患者制订个性化的术后体能训练计划，包括有氧运动（如散步、慢跑、游泳等）和力量训练（如上肢力量训练、核心肌群训练等）。

2. 锻炼中

（1）术后早期（术后 1～2 周）。每周进行 3～5 次康复运动较为适宜。每次运动时间控制在 10～15 min。此时身体还在恢复阶段，运动强度不宜过大，频繁的运动可能会让身体过于疲劳，影响恢复。这个阶段主要进行一些简单的活动，如手指、手腕和前臂的运动，时间不宜过长，以免引起疲劳和不适。

①握拳和松开：缓慢握拳，然后再松开，重复多次。

②手腕屈伸：轻轻弯曲和伸展手腕。

（2）术后中期（术后 2 周至 1 个月）。可以逐渐增加运动频率为每周 5～7 次。随着身体的恢复，可适当增加运动次数，以更好地促进患肢功能恢复和身体整体机能提升。每次运动时间可逐渐增加为 20～30 min，适当延长运动时间有助于提高身体的耐力和康复效果。术后中期可以进行前臂活动、肩部活动、简单的全身运动等，以前臂活动为主。

①前臂旋前和旋后：将手臂放在桌上，手心向下，然后缓慢旋转前臂使手心向上，再恢复原位，反复进行。

②屈肘：在可承受范围内轻轻弯曲肘部，再伸直。

（3）术后后期（术后 1 个月后）。在身体状况允许的情况下，可保持每周至少 5 次的运动频率。长期坚持规律的运动有助于维持身体的良好状态，预防疾病复发。每次运动时间可为 30～60 min。此时可以进行较为全面的康复运动，包括有氧运动、力量训练和柔韧性练习等。但要注意根据自己的身体状况调整运动时间，避免过度疲劳。可根据患者情况选择以下运动。

①耸肩：缓慢上下耸动肩部。

②摆臂：前后、左右轻轻摆动双臂。

③爬墙：面对墙壁站立，用手指沿墙壁慢慢向上爬动，逐渐提高高度，以锻炼肩部的上举功能。

④散步：速度适中，根据自身情况逐渐调整步行时间和距离。这是一种非常温和的有氧运动，有助于提高患者的心肺功能。

⑤瑜伽：选择一些简单的瑜伽体式，如山式、树式等，应在专业教练指导下进行，可帮助伸展身体、放松心情。但要避免过度拉伸患侧手臂。

⑥游泳：在伤口完全愈合后可以尝试游泳，尤其是自由泳和仰泳，对肩部和手臂的活动很有好处，但要注意做好防护，避免感染。

（4）呼吸功能训练。指导患者进行深呼吸、有效咳嗽等呼吸功能训练，预防术后肺部并发症。可以使用呼吸训练器等辅助工具，帮助患者提高呼吸功能。

3. 锻炼后

（1）放松整理。运动后进行适当的放松活动，如深呼吸、伸展肢体等，帮助身体恢复平静。

（2）观察身体反应。注意观察运动后的身体反应，如疼痛、肿胀、疲劳等。如果出现异常情况，应及时就医。

（3）长期坚持。康复运动需要长期坚持才能取得良好的效果。应制订合理的运动计划，并严格按照计划进行运动。

4. 注意事项

（1）淋巴水肿管理。术后患肢可能出现淋巴水肿，可通过佩戴压力袖套或手套、进行淋巴引流按摩等方法进行预防和治疗。避免患肢提重物、测量血压、输液等，降低淋巴水肿的发生风险。可以使用健侧手臂协助完成一些需要用力的活动。

（2）循序渐进。从低强度、简单的运动开始，逐渐提高运动强度和延长运动时间。不要急于求成，避免过度疲劳。

（3）注意姿势。保持正确的运动姿势，避免因姿势不当而加重身体负担或导致受伤。例如，在进行肩部运动时，要保持肩部放松，避免耸肩。

（4）控制力度。不要过度用力，尤其是在进行患肢运动时。如果感到疼痛或不适，应立即停止运动，并咨询医生。

（5）适当休息。在运动过程中，要适当休息，给身体足够的时间恢复。可以根据自己的情况，每隔一段时间休息一会儿。

（6）注意伤口保护。如果伤口尚未完全愈合，要注意保护伤口，避免摩擦、碰撞或感染。可以在伤口处贴上敷料或使用保护套。

（7）穿着合适的服装和鞋子。选择舒适、透气、合身的运动服装和鞋子，以确保运动的安全和舒适。

（8）注意环境安全。在进行运动时，要选择安全的环境，避免在湿滑、不平坦或有障碍物的地方运动。同时，要注意天气情况，避免在恶劣的天气条件下进行运动。

三、营养护理

经过术前营养的调理，术后机体储备了良好的营养条件。乳腺癌患者术后的营养护理非常重要，合理的饮食可以帮助患者尽快恢复，提高生活质量。同时，要定期复查，根据身体状况及时调整饮食方案。乳腺癌患者术后营养护理应注意以下原则。

1. 保证充足的蛋白质摄入

蛋白质是身体修复和维持正常生理功能所必需的营养素。术后可以选择富含优质蛋白质的食物，如瘦肉、鱼类、蛋类、豆类及豆制品等。可以将这些食物搭配在一日三餐中，如早餐可以吃个鸡蛋，喝杯豆浆，午餐和晚餐可以有适量的瘦肉或鱼类。

2. 增加膳食纤维的摄入

膳食纤维有助于促进肠道蠕动，预防便秘。可以多吃新鲜的蔬菜水果，如西蓝花、菠菜、苹果、香蕉等。全谷物食品如燕麦、糙米等也是膳食纤维的良好来源，可以适当添加到主食中。

3. 控制脂肪摄入

减少饱和脂肪酸和反式脂肪酸的摄入，如动物脂肪、油炸食品等。选择健康的脂肪来源，如橄榄油、鱼油、坚果等。烹饪方式可以选择蒸、煮、炖等方式，避免过多使用油炸、油煎方式。

4. 补充足够的水分

术后保持充足的水分摄入有助于身体代谢和恢复。每天饮用足够的白开水，一般建议在 1500 ~ 2000 mL。也可以适量饮用一些清淡的茶水，但要避免喝浓茶和咖啡。

5. 注意饮食的多样性

尽量保证饮食的丰富多样，摄入各种营养素。可以根据自己的口味和喜好，合理搭配食物。避免单一饮食，以免造成营养不均衡。

6. 遵循少食多餐的原则

术后可能会出现食欲不佳的情况，可以采取少食多餐的方式，每天分成 5 ~ 6 餐进食，减轻胃肠负担。每餐食量适中，避免过饱或过饥。

7.根据个人情况调整饮食

如果术后有特殊的饮食需求，如糖尿病、高血压等，应根据医生的建议进行饮食调整。接受放疗或化疗的患者，可能会出现不同程度的副作用，如恶心、呕吐、口腔溃疡等，可以根据具体情况调整饮食，选择易消化、营养丰富的食物。

8.乳腺癌术后尽量避免食用以下食物

（1）高脂肪食物。油炸食品，如炸鸡、炸薯条等，这些食物含有大量的油脂，会增加身体的脂肪含量，不利于术后恢复。动物内脏，如猪肝、猪肾等的脂肪含量较高，还可能含有较高的胆固醇。

（2）刺激性食物。辛辣食物，如辣椒、花椒、生姜等，可能会刺激胃肠道，引起不适，还可能影响伤口愈合。咖啡和浓茶等含有咖啡因成分的食物，可能会影响睡眠和情绪，不利于身体恢复。

（3）含雌激素的食物。蜂王浆、雪蛤含有一定量的雌激素，可能会对乳腺癌患者产生不良影响，应避免食用。

（4）酒类。白酒、啤酒、红酒等各种酒类都应尽量避免。酒精会对肝脏等器官造成损害，还可能影响身体的恢复。

（5）加工肉类。香肠、火腿、腊肉等加工肉类通常含有较多的盐分和添加剂，不利于健康。

（6）高糖食物。蛋糕、糖果等含糖量高的食物，可能会导致血糖升高，还可能提高肥胖的风险。

四、心理护理

了解患者自身、患者家属及医护人员应如何做好乳腺癌患者的心理护理，可以更有针对性地对这些不同的人群提供指导。

1.患者自身

（1）接纳情绪。患者要认识到术后出现恐惧、焦虑、悲伤、愤怒等情绪是正常的反应。患者不应压抑自己的感受，要允许自己哭泣、倾诉或发泄情绪，但要提醒自己这些情绪是暂时的，随着时间的推移和身体的恢复，心情会逐渐好转。

（2）积极思考。患者应尝试用积极的心态看待疾病和手术，把这次经历当作一个成长和改变的机会，思考自己在生活中可以做出哪些积极的调整；关注手术带来的积极方面，如及时发现疾病、去除了病灶等。

（3）自我肯定。患者应经常对自己进行积极的自我肯定，告诉自己"我很勇敢""我很坚强""我一定能战胜疾病"等，增强自信心；关注自己的优点和成就，不要因为疾病而否定自己的价值。

（4）放松身心。患者有必要学习一些放松技巧，如深呼吸、冥想、瑜伽、渐进性肌肉松弛等；每天花一些时间进行放松练习，缓解紧张情绪；听舒缓的音乐、阅读喜欢的书籍、观看有趣的电影等，转移注意力，放松心情。

（5）设定目标。患者可以为自己设定一些小目标，如每天花一定的时间散步、学习一项新技能、与朋友聚会等。实现这些目标可以增强患者的成就感和自信心。患者如果能逐步恢复正常的生活节奏，也可以让自己感到有掌控感。

2. 患者家属

（1）给予支持。患者家属应给予患者充分的关心和支持，多陪伴患者，倾听患者的感受，让患者感受到自己不是孤单的；用实际行动表达对患者的爱和关心，如帮忙做家务、准备营养丰富的食物等。

（2）鼓励表达。患者家属应鼓励患者表达自己的情绪和想法，不要打断或批评患者，让患者感受到被理解和接纳。与患者一起讨论疾病和治疗时，患者家属可以提供客观的信息和建议，但不要强行灌输自己的观点。

（3）创造积极氛围。患者家属应努力营造积极乐观的家庭氛围，用积极的态度影响患者，避免在患者面前表现出过度的担忧或悲伤。可以组织一些有趣的活动，如家庭聚会、户外散步等，让患者感受到生活的美好。

（4）提供实际帮助。患者家属应帮助患者解决实际问题，如陪同就医、办理手续、照顾孩子等，减轻患者的负担，让他们能够安心养病。此外，患者家属也需要了解患者的需求，及时提供必要的帮助和支持。

3. 医护人员

（1）专业指导。医护人员要向患者提供专业的疾病知识和治疗信息，以患者能够理解的方式，提供关于乳腺癌的疾病知识、治疗方案及预后情况，让患者了解自己的病情和治疗方案，减少不确定性和恐惧感；解答患者的疑问，提供个性化的建议和指导，帮助患者更好地应对疾病和治疗。

（2）心理支持。医护人员要关注患者的心理状态，及时发现和处理心理问题；及时告知患者最新的治疗进展和康复案例，给予患者心理支持和鼓励，增强他们战胜疾病的信心；可以组织心理辅导活动或提供心理咨询服务，帮助患者缓解心理压力。

（3）康复指导。医护人员应该为患者提供康复指导，包括饮食、运动、休息等方面的建议，帮助患者尽快恢复身体功能，提高生活质量；鼓励患者积极参与康复训练，定期进行复查，及时调整治疗方案。

（4）尊重患者感受。耐心倾听，给予患者充分的时间表达自己的情绪和想法，不打断、不批评，让患者感受到被尊重和理解。不要轻视患者的痛苦和担忧，即使你认为某些问题可能并不严重，但对患者来说却是真实的困扰。

（5）维护患者自尊。尊重、保护患者的隐私，不在公共场合讨论患者的病情，避免让患者感到尴尬和羞耻。关注患者的形象，对于因手术导致身体形象改变的患者，给予理解和支持，鼓励患者通过适当的方式，如佩戴假发、选择合适的衣物等，维护自己的形象和自尊。

（6）促进社交活动。鼓励家属多陪伴患者，给予关爱和支持，让患者感受到家庭的温暖。根据患者的身体状况，适当鼓励患者参与社交活动，如与朋友、同事交流，避免患者产生孤立感。

（7）注意自身言行。医护人员和患者家属在与患者交流时，要使用温和、鼓励的语言，避免使用消极、打击性的话语。保持自身情绪稳定，不要将不良情绪传递给患者，以免加重患者的心理负担。

总之，乳腺癌患者术后的心理护理需要患者自身、患者家属和医护人员的共同努力。有效的心理护理可以帮助患者更好地应对疾病和治疗，提高生活质量，促进康复。

五、睡眠护理

在院前睡眠训练的基础上，乳腺癌患者术后睡眠还需要做到以下 3 点。

1. 心理调节

（1）放松心态。乳腺癌患者术后可能会因为对疾病的担忧而出现焦虑、紧张等情绪，这些情绪会影响睡眠。可以通过深呼吸、冥想、渐进性肌肉松弛等方法来放松身心，缓解压力。

（2）心理支持。家属和朋友的关心和支持对患者的心理健康非常重要。患者可以与他们交流自己的感受，寻求心理上的支持和安慰。如果需要，也可以寻求专业心理医生的帮助。

2. 注意睡眠姿势

（1）选择舒适体位。术后患者应选择舒适的睡眠姿势，避免压迫手术部位。一般来说，可以选择侧卧或仰卧位，同时可以使用枕头来支撑身体的各个部位，提高睡眠的舒适度。

（2）保护患肢。如果手术涉及患肢，应注意保护患肢，避免患肢过度伸展或压迫。可以使用专门的患肢垫来抬高患肢，促进血液循环，减轻肿胀和疼痛。

3. 合理用药

（1）遵医嘱用药。如果患者因为疼痛或其他原因需要服用药物，应严格遵医嘱用药。避免自行增减药量或停药，以免影响治疗效果和睡眠质量。

（2）注意药物副作用。一些药物的副作用可能会影响睡眠，如激素类药物、抗抑郁药物等。如果患者在服用这些药物后出现睡眠问题，应及时告知医生，以便调整治疗方案。

第三节　院后随访阶段的护理

一、中医护理

中医的护理方法在调理气血上有独特的优势。

1. 中药

（1）扶正固本。术后患者气血受损，可使用一些补气养血的中药，如黄芪、党参、当归等，以提高机体免疫力，促进身体恢复。

（2）疏肝理气。乳腺癌的发生与情志因素密切相关，术后患者可能存在焦虑、抑郁等情绪，可使用柴胡、香附、郁金等疏肝理气的中药，缓解不良情绪。

（3）化瘀解毒。手术可能导致局部气血瘀滞，同时为了防止肿瘤复发转移，可使用一些化瘀解毒的中药。

2. 针灸

刺激特定穴位，可起到调节脏腑功能、疏通经络、止痛等作用。例如，针刺足三里、三阴交等穴位可增强机体免疫力；针刺合谷、内关等穴位可缓解疼痛。

3. 推拿

适当的推拿可以促进局部血液循环，缓解肌肉紧张，减轻术后患肢水肿等不适。

4. 食疗养生

（1）根据患者的体质和病情进行饮食调理。如气虚者可多食用山药、大枣等；阴虚者可多吃百合、银耳等；阳虚者可适当食用羊肉、核桃等。

（2）避免食用辛辣、油腻等刺激性食物，以及含有雌激素的食物和保健品。

5. 情志调节

中医认为情志失调是导致疾病发生、发展的重要因素之一。术后患者应保持心情舒畅，避免过度紧张、焦虑、抑郁等不良情绪。可通过听音乐、阅读、参加社交活动等方式缓解心理压力，调节情志。

二、康复护理

在随访阶段，患者仍然需要进行康复锻炼。

一方面，虽然经过治疗期间的康复锻炼，患者身体已经有了较大程度的恢复，但是部分患者可能仍存在一些问题，如患侧上肢活动范围受限、肌肉力量不足、淋巴水肿等。持续的康复锻炼可以进一步改善这些状况，提高上肢的灵活性和力量，减轻淋巴水肿症状，提升生活质量。

另一方面，康复锻炼也有助于增强身体的整体机能，提高免疫力，预防疾病的复发和转移。可以选择一些适合的运动，如散步、瑜伽（避免过度拉伸患侧上肢的动作）、游泳（在医生允许的情况下）、太极拳等较为温和的运动方式。同时，也可以结合一些针对性的上肢康复训练，如缓慢地做肩部旋转、抬举、屈伸等动作。

三、营养护理

乳腺癌患者治疗结束后，应注重营养均衡，通过合理的饮食摄入足够的蛋白质、碳水化合物、脂肪、维生素和矿物质，以促进身体的恢复和健康。同时，应保持良好的饮食规律和注意饮食卫生，避免不良的饮食习惯对身体造成伤害。如果有特殊的饮食需求或限制，可咨询医生或营养师。可以从以下几个方面关注营养健康。

1. 蛋白质摄入

（1）重要性。蛋白质是身体细胞的重要组成部分，对于修复受损组织、维持免疫系统功能至关重要。

（2）食物来源。

①瘦肉：如鸡肉、牛肉、猪肉等，但应选择瘦肉部分，避免摄入过多的饱和脂肪酸。

②鱼类：如三文鱼、鳕鱼、鲈鱼等，富含优质蛋白质和不饱和脂肪酸。

③豆类及豆制品：如黄豆、黑豆、豆腐、豆浆等，是植物蛋白的良好来源。

④蛋类：如鸡蛋、鸭蛋等，含有丰富的蛋白质和多种营养物质。

2. 碳水化合物选择

（1）重要性。碳水化合物是身体的主要能量来源，但应选择合适的类型，以避免血糖剧烈波动和体重增加。

（2）食物来源。

①全谷物：如燕麦、糙米、全麦面包等，富含膳食纤维、维生素和矿物质。

②薯类：如红薯、土豆、山药等，含有丰富的淀粉和膳食纤维。

③蔬菜：部分蔬菜如南瓜、胡萝卜等也含有一定量的碳水化合物，同时还提供多种维生素和矿物质。

3. 脂肪摄入

（1）重要性。适量的脂肪对于维持身体正常功能是必要的，但应选择健康的脂肪类型。

（2）食物来源。

①植物油：如橄榄油、亚麻籽油等，富含不饱和脂肪酸，有助于降低胆固醇水平。

②坚果和种子：如杏仁、核桃、亚麻籽等，含有健康的脂肪、蛋白质和膳食纤维。

③鱼类：尤其是富含 omega-3 脂肪酸的鱼类，如三文鱼、金枪鱼等，对心脏健康有益。

4. 维生素和矿物质补充

（1）重要性。维生素和矿物质对于身体的正常功能至关重要，乳腺癌患者可能由于治疗或饮食限制而缺乏某些营养素。

（2）食物来源。

①蔬菜水果：富含各种维生素、矿物质和膳食纤维。应尽量选择多种颜色的蔬菜水果，以确保摄入营养的全面性。

②奶制品：富含钙、维生素 D 等营养素，对于维持骨骼健康很重要。

③海鲜：如贝类、虾等，富含锌、硒等矿物质。

5. 水分摄入

（1）重要性。保持充足的水分摄入对于身体的代谢和排泄功能至关重要。

（2）建议。每天饮用足够的白开水，也可以适量饮用一些茶或果汁，但应避免饮用含糖饮料和酒精。

6. 饮食规律和注意事项

（1）少食多餐。避免一次进食过多，可分多次进食，以减轻胃肠负担。

（2）控制食量。避免过度进食，保持适当的体重。

（3）注意饮食卫生。选择新鲜、干净的食物，避免食用过期或变质的食物。

（4）避免食用刺激性食物。如辛辣、油腻、咖啡、浓茶等，这些食物可能会刺激胃肠道，影响食欲和消化功能。

四、心理护理

随访期的患者在心理方面还需要注意以下 4 个方面。

1. 自我认知方面

（1）接纳身体变化。治疗可能带来身体形象的改变，如乳房切除、脱发等。患者需要学会接纳这些变化，认识到自己的价值并不取决于外表。可以通过佩戴义乳、假发等方式来改善外观，增强自信心。

（2）调整自我期望。治疗后身体可能会有一些限制，不能像以前一样进行高强度的工作或活动。患者需要调整对自己的期望，以适应新的身体状况。不要苛求自己，要学会在力所能及的范围内生活和工作。

2. 情绪管理方面

（1）识别情绪变化。密切关注自己的情绪变化，如焦虑、抑郁、愤怒等。当出现这些情绪时，要及时识别并采取相应的措施。可以通过写日记、与他人交流等方式来表达自己的情绪，释放压力。

（2）学习情绪调节技巧。掌握一些情绪调节技巧，如深呼吸、冥想、放松训

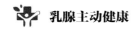

练等。这些技巧可以帮助患者在情绪激动时迅速平静下来，保持良好的心态。

（3）寻求专业帮助。如果情绪问题较为严重，如持续的焦虑、抑郁等，应及时寻求专业心理医生的帮助。心理医生可以通过心理治疗等方式来帮助患者缓解情绪问题。

3. 社交支持方面

（1）加强与家人的沟通。家人是患者最坚强的后盾，治疗结束后，患者应加强与家人的沟通，分享自己的感受和需求。家人也应给予患者充分的关心和支持，帮助患者渡过难关。

（2）拓展社交圈子。患者可以参加一些乳腺癌康复者组织或社交活动，结交更多的朋友。与他人分享经验和感受，可以让患者感到自己并不孤单，增强战胜疾病的信心。

（3）寻求社会支持。患者可以向社会福利机构、慈善组织等寻求帮助，获得经济、心理等方面的支持。社会的关爱和支持可以让患者感受到温暖，增强生活的勇气。

4. 生活方式方面

（1）培养兴趣爱好。患者可以根据自己的兴趣爱好，选择一些适合自己的活动，如绘画、书法、音乐、运动等。这些活动可以丰富患者的生活，转移患者的注意力，缓解压力。

（2）保持规律作息。治疗结束后，患者应保持规律的作息，保证充足的睡眠。良好的睡眠可以促进身体的恢复，提高免疫力，同时也有助于心理健康。

（3）合理饮食。患者应注意饮食的均衡和营养，多吃新鲜的蔬菜水果、全谷物、鸡肉等食物。合理的饮食可以提供身体所需的营养，增强体质，同时也有助于心理健康。

五、睡眠护理

乳腺癌患者治疗结束后，影响睡眠的因素如下。

1. 生理因素

（1）治疗的副作用。手术可能导致疼痛等身体不适，尤其是乳房重建等复杂手术，术后恢复期间可能影响睡眠姿势和舒适度。化疗可能引起恶心、呕吐、疲劳、神经毒性等，身体的不适会干扰睡眠。例如，有些化疗药物可能损伤周围神经，导致手脚麻木、刺痛，让患者在夜间难以入睡。放疗可能引起皮肤反应、疲劳等，放疗后的疲劳感可能持续一段时间，影响睡眠质量。

（2）激素变化。乳腺癌的治疗可能影响体内激素水平。例如，内分泌治疗会抑制雌激素的产生，可能导致潮热、盗汗等症状，这些症状在夜间尤其容易发作，从而影响睡眠。

（3）身体形象改变。乳房切除或其他手术可能导致患者身体形象的改变，患者可能会因此产生心理压力，影响睡眠。例如，有些患者可能会因为担心自己的身体外观而感到焦虑，在夜间反复思考这些问题，难以入睡。

2. 心理因素

（1）对疾病的担忧。尽管治疗已经结束，但患者可能仍然担心疾病的复发。这种担忧会导致焦虑和紧张情绪，影响睡眠。患者可能会在夜间反复思考自己的病情，担心未来的健康状况。

（2）心理创伤。癌症的诊断和治疗过程对患者来说是一个巨大的心理创伤。患者可能会出现抑郁、恐惧等情绪，这些情绪会影响睡眠。例如，有些患者可能会因为经历了癌症治疗而感到无助和绝望，在夜间难以摆脱这些负面情绪。

（3）生活方式改变。治疗结束后，患者的生活方式可能发生了很大的变化。例如，可能需要调整工作、家庭生活等。这些变化可能会带来压力，影响睡眠。

3. 环境因素

（1）睡眠环境改变。治疗期间可能在医院或特殊的康复环境中，治疗结束后回到家中，睡眠环境的改变可能影响睡眠。例如，家里的噪音、光线、温度等可能与医院不同，需要一段时间来适应。

（2）家庭和社会支持。家人和朋友的态度和支持程度也会影响患者的睡眠。如果患者在家庭中感受到压力或缺乏支持，可能会影响情绪和睡眠。社会环境的变化，如工作压力、人际关系等，也可能对睡眠产生影响。

4. 其他因素

（1）饮食习惯。治疗结束后，如果饮食习惯不良，如摄入过多咖啡因、晚上吃太多或吃太晚等，均可能会影响睡眠。

（2）缺乏运动。适当的运动可以促进睡眠，但如果缺乏运动，身体的疲劳感不足，可能会导致睡眠问题。

第八章

乳腺主动健康教育与科普体系构建

近年来，随着经济和社会的快速发展，中国乳腺疾病患病率逐年升高，且患者群体日益年轻化，乳腺疾病目前已成为女性的常见病、多发病，是危害中国女性健康的主要疾病之一。大量循证医学证据表明，实施乳腺癌筛查是预防乳腺癌的重要举措，乳腺主动健康教育与科普构建势在必行！乳腺主动健康教育与科普体系构建是指为了提高公众对乳腺健康的认知和重视程度，有计划、有组织地建立起一套以主动传播乳腺健康知识为核心的教育和科普系统。其目的在于增强公众的自我保健意识，促进早期发现、早期诊断和早期治疗乳腺疾病，降低乳腺疾病的发病率和死亡率，提高公众的整体健康水平。

第一节　乳腺主动健康教育与科普体系构建的方法

乳腺主动健康教育与科普体系通常包括以下 5 个方面。一是知识内容方面，涵盖乳腺的生理结构，常见乳腺疾病（如乳腺增生、乳腺炎、乳腺癌等）的症状、病因、诊断方法、治疗手段以及预防措施等。二是传播渠道方面，利用多种媒介，如线下的社区讲座、医院宣传栏、健康手册等，以及线上的网站、社交媒体、短视频平台等，广泛传播乳腺健康知识。三是教育对象方面，面向不同年龄段、性别、职业的人群，满足各类人群对乳腺健康知识的需求。四是专业团队方面，由乳腺科医生、护士、健康教育专家等组成，他们负责提供准确、权威的乳腺健康知识，并解答公众的疑问。五是互动与反馈方面，鼓励公众积极参与，通过问答、咨询、分享经验等方式，实现教育者与受众之间的互动，同时根据公众的反馈不断改进和完善教育与科普内容。

根据涵盖内容，构建该体系主要有以下方法。

一、明确目标受众

1. 女性群体

（1）青春期女性。需向青春期女性普及乳房发育的生理过程，帮助她们理解个体差异（如乳房大小、形状），减少不必要的焦虑。指导选择无钢圈、透气的内衣，避免过度束胸影响发育；强调均衡饮食的重要性，避免盲目节食或高糖饮食，建议通过游泳、瑜伽等运动促进健康。同时，向她们传授乳房自检的基本方法（触诊手法、观察皮肤变化），告知若发现肿块、异常分泌物应及时就医。

（2）育龄期女性。针对孕期和哺乳期女性，需重点指导正确哺乳姿势以减少乳头皲裂，传授排空乳汁技巧以预防乳腺炎，强调哺乳期乳房的清洁与护理。需说明避孕药、促排卵药物对乳腺的潜在影响，提醒其定期进行乳腺 B 超检查。此外，应帮助女性区分乳腺增生与乳腺癌，避免过度恐慌，但需明确持续存在的肿块需及时检查。

（3）更年期及绝经后女性。需告知激素替代疗法可能提高乳腺癌风险，强调必须严格遵循医嘱并定期监测。建议每年进行乳腺钼靶检查联合乳腺 B 超检查，指导绝经后女性自检时注意脂肪增厚可能掩盖肿块，需结合影像检查。重点普及乳腺癌晚期症状（如乳头内陷、皮肤橘皮样变），纠正"早发现等于等症状"的误区。

2. 高危人群

（1）有家族史者。建议有乳腺癌或卵巢癌家族史的人群进行 BRCA-1 和 BRCA-2 基因检测以评估遗传风险，推荐 40 岁前开始乳腺 MRI 检查并缩短筛查间隔（如每 6 个月交替使用乳腺钼靶检查与乳腺 B 超检查）。

（2）有不良生活习惯者。需帮助有长期熬夜、高脂饮食、吸烟、饮酒等不良习惯的人群制订个性化改善计划，例如，每周进行 150 min 的有氧运动，减少加工肉类的摄入，明确酒精摄入量与乳腺癌风险的剂量相关性。此外，还需科普昼夜节律紊乱导致褪黑素下降，可能间接促进雌激素分泌的机制。

（3）从事放射性工作者。指导规范穿戴防护设备（如铅衣）、缩短单次辐射暴露时间，建议定期轮岗减少累积伤害。提醒此类人群每年进行乳腺专项检查，必要时结合肿瘤标志物检测。

（4）长期精神压力大者。需向其解释长期压力导致皮质醇升高可能抑制免疫功能、提高患癌风险的机制，传授正念呼吸、渐进性肌肉松弛等减压技巧，推荐心理咨询或互助小组等支持渠道。

3. 男性人群

需纠正"男性不会患乳腺癌"的错误认知，指导男性人群观察乳头溢液（尤其是血性分泌物）、无痛性肿块等异常表现，强调避免因羞耻感而延误就诊。告知男性人群，肥胖、肝硬化、外源性雌激素摄入（如某些保健品）是男性患乳腺癌的高危因素。

4. 相关人群的家属

指导哺乳期家属学习正确按摩手法，帮助哺乳期女性疏通乳腺管；指导患者家属掌握术后护理知识（如淋巴水肿预防）和心理陪伴策略（避免过度保护或忽视情绪）。建议相关人群的家属共同参与健康管理，例如，建立家庭健康档案，制订集体运动与饮食计划，营造家庭健康支持环境。

5. 医疗保健工作者

需定期更新乳腺疾病的诊疗知识，加强跨科室协作（如与内分泌科联合管理激素问题，与心理科协同干预患者焦虑问题）。提升医患沟通能力，学习用通俗语言解释专业术语，确保患者充分了解病情。

6. 媒体工作者

媒体工作者包括健康领域记者、自媒体创作者等。向媒体工作者提供权威医学资料，协助媒体工作者审核科普内容，纠正"按摩可消除结节"等谣言，针对热点事件（如名人患癌）制作理性分析专题（如遗传风险解读）。只有媒体工作者了解乳腺健康知识，才能准确、专业地报道相关新闻事件或者传播乳腺健康知识，引导公众关注乳腺健康。

二、确定教育内容

1. 乳腺疾病知识

介绍常见的乳腺疾病，如乳腺增生、乳腺炎、乳腺纤维腺瘤、乳腺癌等的病因、症状、诊断方法和治疗手段。强调乳腺癌的早期发现和早期治疗的重要性，提高人群对乳腺癌的警惕性。

2. 生活方式与预防

倡导健康的生活方式，如均衡饮食、适量运动、保持良好的心态、避免过度饮酒和吸烟等。讲解如何选择合适的内衣，避免乳房受压和摩擦。提醒女性避免长期接触有害物质，如辐射、有害化学物质等。

3. 检查与筛查

详细介绍乳腺自我检查的方法、时间和注意事项。普及乳腺临床查体、乳腺超声检查、乳腺钼靶检查等常见检查手段的适用范围和优缺点。强调定期进行乳腺筛查的重要性，根据不同年龄和风险因素推荐合适的筛查方案。

三、选择教育渠道

1. 医疗机构

医院和诊所可以在候诊区、病房等场所设置乳腺健康宣传栏，发放宣传资料。医生和护士可在诊疗过程中向患者提供个性化的健康教育和建议。举办乳腺健康讲座和义诊活动，邀请专家进行科普讲解和答疑。

2. 社区

与社区卫生服务中心、居委会等合作，开展乳腺健康宣传活动，如在社区举办健康讲座、发放宣传资料、组织乳腺筛查活动等，也可以利用社区公告栏、微信群等渠道，传播乳腺健康知识。

3. 学校

在学校开展乳腺健康教育课程，针对青春期女生和女教师进行乳腺健康知识普及。举办乳腺健康主题的校园活动，如演讲比赛、知识竞赛等。

4. 媒体

利用电视、广播、报纸等传统媒体，制作和播出乳腺健康专题节目和报道。借助互联网和社交媒体平台，发布乳腺健康科普文章、视频、漫画等内容。开发乳腺健康相关的手机应用程序，提供在线教育、自我检查提醒、筛查预约等服务。

四、评估与反馈

通过以下措施，可以构建一个全面、系统、有效的乳腺主动健康教育与科普体系，提高女性对乳腺健康的认识和重视程度，促进乳腺疾病的早期发现和早期治疗。

1. 定期评估

对乳腺健康教育与科普体系的实施效果进行定期评估，包括受众的知晓率、行为改变情况等。根据评估结果，及时调整教育内容和方法，提高教育效果。

2. 收集反馈

鼓励受众提供反馈意见和建议，了解他们的需求和关注点。对反馈意见进行分析和处理，不断改进乳腺健康教育与科普工作。

第二节　乳腺主动健康教育与科普体系构建的目标

健康科普应向着标准化、信息化、规范化、专业化、系统化、精准化的方向发展。

一、标准化

建立广西健康科普基地认定与评估标准，实现"以评促建、以评促管、评建结合"的效果。编写广西健康科普知识发布和传播指南，结合广西健康科普基地建设的实际情况，形成《医疗机构健康科普发布指南》等地方标准。

二、信息化

建设科普资源信息共享平台，形成全区联动协同，线上、线下全区联动资源共享、服务创新，将数字化平台建设作为实现科普智能化的重点内容，积极推进前沿信息技术应用，助力提升服务效能。伴随移动互联网技术的发展，以微博、微信、短视频为代表的新媒介颠覆了传统的信息发布和传播方式，新媒体由多种媒介融合，以视频、文字、图片等多种形式呈现，具有内容丰富、检索便捷、图文声像齐备、互动性强，以及更新、传播、获取迅速等特点。

搭建主动健康信息平台，促进精准健康科普，促使就医体验改善、健康素养水平提高。基于医疗机构建设的主动健康管理平台科普知识库，让广大民众可通过手机进入公众号平台自主查看科普知识，同时健康管理师通过分组标签设置，平台智能化推送科普知识给健康管理对象，高效地完成门诊、住院、出院后的科普宣传工作，有助于提升健康管理对象的健康意识。

三、规范化

一是管理规范化。科普活动应该遵守相关法律法规，尊重个人隐私，并维护公共利益。开展科普活动不得侵犯他人利益。

二是考核内容和指标规范化。科普活动应该保证其科学性和严谨性，准确传播科学知识，维护科学精神和科学道德。乳腺健康科普活动应该参照乳腺相关筛查、早诊早治、随访及健康管理指南，科普、宣教共识，不得歪曲事实、虚假宣传。

四、专业化

一是强队伍，组建乳腺健康科普专业化队伍。联合医院构建强大的知识库，包含膳食处方运算知识库、运动处方运算知识库、乳腺健康宣教知识库等模块，帮助医院高效地服务健康管理对象。

二是强知识，提供高质量健康科普知识供给。平台开放多家医院积累的知识库，支持从云平台知识库复制后编辑使用。让公众接受专业医护团队传播健康领域的科学技术知识、科学观念、科学方法、科学技能。

五、系统化

学科分类管理，建成健康科普知识完整体系，即全方位、全人群、全周期、多学科、系统的知识体系。

打造两大主阵地，形成线上、线下的全覆盖。线上主阵地以主动健康管理平台科普知识库、微信公众号、视频号、抖音号为主；线下主阵地以健康知识普及行动、健康科普技能大赛、健康科普沙龙等为主。

六、精准化

一是对乳腺健康管理对象进行分类精准科普。针对健康人群，可以根据年龄、发病风险进行分组健康科普；针对有乳腺结节的人群，可以依据结节分级，结合发病风险进行分组健康科普；针对乳腺癌患者，可以结合治疗方案、治疗阶段、治疗不良反应进行分组健康科普。

二是对全人群、全方位、全生命周期进行精准科普。对不同年龄阶段和不同乳腺健康状况的人群进行科普时，需要考虑受众的个人特征，这里所说的个人特征指的是被科普者的健康素养、阅读能力及科普需求等，选择适合不同受众个人特征的方式进行健康科普会更为高效。例如，对于阅读能力高、健康素养好的人，可以适当地在健康科普中加入医学、健康领域的专业术语；而对于不了解医学、健康领域的人群，他们理解相关专业术语较为困难，这时"大白话"的健康科普就会更加有效。面对老年、阅读能力弱的人群，可以鼓励其家属的加入，让他们配合完成科普。

第三节　乳腺主动健康教育与科普体系构建的意义

一、对个体的意义

1. 提高健康意识

科普体系能让女性了解乳腺健康的重要性，增强自我保健意识，更加关注自己的身体变化，主动采取预防措施，降低乳腺疾病的发生风险。女性认识到早期发现乳腺疾病的关键作用，从而在日常生活中更加留意乳房的异常症状，及时就医检查。

2. 促进自我检查

科普体系教会女性正确的乳腺自我检查方法，使女性能够定期进行自我检查，及时发现乳房的异常肿块、皮肤改变等情况。早期发现的乳腺疾病往往治疗效果更好，能够减少疾病带来的痛苦和经济负担。

3. 正确应对疾病

当女性不幸患上乳腺疾病时，科普体系可以提供准确的疾病信息和治疗建议，帮助女性正确认识疾病，减少恐惧和焦虑，并了解不同治疗方法的优缺点，积极配合医生的治疗，提高治疗依从性和康复效果。

二、对家庭和社会的意义

1. 保障家庭幸福

健康的女性是家庭的重要支柱。构建乳腺主动健康教育与科普体系可以保障女性的乳腺健康，进而维护家庭的幸福、稳定。减少因乳腺疾病给家庭带来的经济压力和心理负担，让家庭成员能够更加安心地生活和工作。

2. 降低医疗成本

早期预防和发现乳腺疾病可以降低治疗成本。通过科普教育，减少疾病的发生和发展，可以减轻医疗系统的负担，也有利于合理分配医疗资源，使更多的患者能够得到及时、有效的治疗。

3. 提高社会生产力

健康的女性劳动力对社会经济发展至关重要。乳腺健康教育与科普体系可以提高女性的健康水平，减少因疾病导致的劳动力损失，促进女性积极参与社会生产，为社会创造更多的价值。

三、对公共卫生事业的意义

1. 疾病预防控制

加强乳腺健康教育与科普是公共卫生事业的重要组成部分。广泛宣传可以提高公众对乳腺疾病的认识，增强预防意识，降低乳腺疾病的发病率。科普体系的构建有助于建立健全乳腺疾病的监测和防控体系，及时发现和处理疾病的流行趋势，保障公众健康。

2. 健康促进

科普体系的构建有助于推动全民健康促进工作。其以乳腺健康为切入点，引导公众养成健康的生活方式，提高整体健康水平，还能促进社会各界共同关注女性健康问题，形成良好的健康文化氛围。

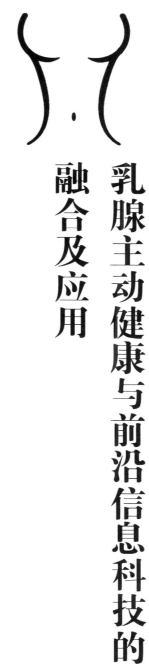

第九章

乳腺主动健康与前沿信息科技的融合及应用

随着主动健康理念不断深入人心，健康中国建设大环境不断改善，健康管理机构、医养结合机构、健康服务机构的建设水平和专业水平将越来越高，管理流程将越来越规范，服务将越来越人性化，健康托管机构将应运而生。随着医疗健康相关技术的更新迭代，互联网、大数据、物联网、人工智能、云计算等高新技术赋能主动健康领域细分行业蓬勃向上，未来以患者为中心的诊疗模式将升级。除了被动的患病诊疗，基于可穿戴设备、健康数据及平台产品，患者能主动关注慢性病、日常健康的监测。在信息化支撑下，普通人可以更便利地获取医疗知识、与医生之间的知识鸿沟逐渐缩小，这将有利于推动全民健康目标的实现。

第一节　乳腺主动健康"3+1+2"平台的使用

一、平台的简介

广西壮族自治区人民医院基于医疗机构"3+1+2"主动健康信息平台，依据医疗机构历年的各项信息数据，通过建设整合体检数据库、门诊数据库、住院数据库三大基础数据库，针对乳腺健康指标建成了乳腺专科健康医疗大数据中心，从而支撑起乳腺健康多学科健康管理平台、乳腺主动健康管理平台两大健康管理平台，实现对全人群、全周期、全方位的乳腺主动健康管理。

二、平台的运用

1. 乳腺健康多学科健康管理平台的应用

乳腺癌已进入慢性疾病全方位、全周期管理阶段，乳腺癌患者的管理不应局限在乳腺癌诊疗的过程，更应重视乳腺癌各阶段治疗带来的不良反应、年龄、激素水平变化等因素导致的乳腺癌患者心血管健康、骨健康、心理健康等伴随性问题，而这些已成为乳腺癌慢性病管理的新难题，其影响患者的生活质量，甚至转化为疾病复发和死亡风险。因此，除落实规范化治疗外，患者科学规范的随诊随访、伴随疾病的全方位管理、跨学科协作、全面康复也是乳腺癌治疗的关键环节，这对于增强患者的治疗效果，提高患者健康水平和生活质量均有重大意义。

为了便于乳腺癌健康管理师高效、长期、动态、全面地对患者的就诊情况、疾病指标的变化、服药依从性、症状变化、心理社会状况进行追踪、干预、记录及多学科协作随访和管理，以针对性地提出预防策略，个体化地改善患者的生理、心理及社会状态，提高其整体生活质量，构建乳腺癌全方位、全周期健康管理信息平台尤为重要。为此，乳腺健康多学科健康管理平台应时而生。

乳腺健康多学科健康管理模式实现了多学科健康管理团队以患者为中心的多学科协同管理，构建了从体检、门诊、入院、院中、出院到院后的一站式服务管理体系。参照《中国乳腺癌随诊随访与健康管理指南（2020版）》，将平台功能设定为涵盖智能随访、智能健康计划、健康科普宣教、多学科线上视频会诊、双向转诊、智能抓取、智能预警、人工智能咨询回复、病例报告表、健康医疗数据统计分析、物联网智能穿戴设备融合等服务模块。

运用乳腺健康多学科健康管理模式，结合乳腺健康多学科健康管理平台，使患者由被动求医转变成主动健康管理，从而获得早诊早治，提高治愈率，提高生活质量。

2.乳腺主动健康管理平台建设方向

规划基于主动健康信息化数字中心，依据《中国女性乳腺癌筛查与早诊早治指南》《乳腺癌诊疗指南》等权威资料提及的风险判断，进行数据智能抓取，结合专家意见，设定风险分层规则，按照分层赋予不同的指数分段，在指数分段的基础上结合乳腺癌早诊关键指标及变化趋势、影响病情发展的因素，建立相应的模型。通过指数模型预测患者进入下一阶段的速度，结合医院目前在用的多学科健康管理平台及专科（睡眠、心理、康复、营养、中医、推拿、运动）主动健康管理平台，相互补充、数据充分融合，以新兴信息技术（物联网、区块链、人工智能、云计算、5G等）为手段，形成居民电子健康画像，实现集健康对象数据采集、风险预警、风险评估、健康干预、智能管理于一体的全方位管理平台。

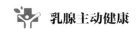
第二节　乳腺健康移动端数据的联通

一、乳腺健康移动端数据联通简介

乳腺健康多学科健康管理平台和乳腺主动健康管理平台，以"3+1"数据中心为基础，融合PC端、小程序、公众号等形式开展健康管理服务。

将乳腺健康多学科健康管理平台和乳腺主动健康管理平台与医院业务系统（包括"HIS+EMR"系统、体检系统、健康管理系统）等现有平台体系进行数据互通，并实现商户后台、PC端、移动端等多端业务的数据同步。充分利用大数据、人工智能、机器学习及物联网等技术手段，对用户医疗业务数据（含体检、门诊、住院）、动态数据（通过智能穿戴设备、云平台等渠道连续、动态、智能化抓取用户实时健康数据）、检验检查结果等数据，实现对体征异常患者的异常数据进行智能抓取，并进行标签化处理，形成用户画像，分类入组。同时，通过大数据算法实现健康科普资料、随访计划、健康计划精准推送，结合人工智能及机器学习技术实现健康智能小助手功能，为患者的问询答复、科普宣教赋能助力，建立健康对象数据采集、风险预警、风险评估、健康干预、科普推送、智能管理为一体的全方位主动健康信息平台。协助健康管理团队通过智能化手段进行业务管理，减轻医护人员工作量，减少医保支出，改善患者就医体验，提高患者健康意识。

二、乳腺健康移动端主要功能

1. 健康管理师端

（1）待办事项。

展示健康管理师当前待办事项，包括健康管理对象确认、患者宣教、健康管理对象评估等。

（2）健康管理对象管理。

①健康管理对象列表：查看健康管理师的签约患者列表，可通过姓名、身份证号、管理等级、患者标签、患者状态等维度检索患者。

②健康管理对象详情：在签约健康管理对象列表选中患者，查看健康管理对

象详情，包括其基本信息、健康指数、诊疗记录等。

③健康管理对象管理：在健康管理对象详情页面进行体征信息记录、设备绑定等操作。

④健康管理对象信息查询：可在线查看健康管理对象的诊疗信息，包括门诊信息、住院信息、检查报告、检验报告等。

（3）移动态势处置。

对健康管理对象的健康数据、公卫数据和医疗数据进行监测，将异常的预警信息推送到健康管理师移动端，提醒健康管理师对健康管理对象进行管理。

①一键外呼：健康管理师直接拨打电话联系健康管理对象进行详细询问。

②智能外呼：接入语音外呼平台的能力，推送语音外呼任务，将提醒信息等需求通过语音拨叫的方式引导健康管理对象完成。

③转诊 / 会诊工具：支持发起转诊、线上多学科会诊功能，帮助健康管理对象协调多学科团队高效处理。

（4）健康管理对象评估。

在移动端填写健康评估问卷，包括健康管理对象的中医体质辨识、运动评估、睡眠评估、心理评估、饮食评估、乳腺癌综合治疗期不良反应的评估等。

（5）健康报告。

①查看健康报告：查看健康管理对象当前及历史健康报告。

②年度健康报告：查看健康管理对象年度评估报告，包括健康总体情况、健康指数、体检结果、慢性病分级情况、健康危险因素等。

（6）健康处方。

依据健康管理对象健康评估结果，为健康管理对象生成个性化处方，包括运动处方、膳食处方等，健康管理师查看或调整处方内容。

（7）远程监测。

①健康管理对象智慧医疗可穿戴设备绑定。

②健康管理对象实验室检测、体征监测记录查看。

③健康管理对象监测记录异常提醒。

（8）团队协作。

医生与健康管理师采取团队管理模式，健康管理师可根据健康管理对象情况进行判断，需要医生干预的可通过一键转发功能将健康管理对象的信息转发给医

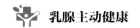

生跟进处理。

2. 患者端

（1）"公众号＋小程序"。

将 H5 页面链接到医院原有公众号或小程序，结合可穿戴设备，支持患者进行自我管理，接受健康管理师的健康管理服务，向乳腺专科医生发起在线问诊等，从院中、出院到院后康复管理，再到复诊的院前信息收集，形成就诊全病程闭环管理。

（2）健康干预方案。

支持查看健康管理师开具的健康干预方案并上传自己的执行内容。

（3）健康评估。

以"健康指数"及针对自身能力评估模型为基础，综合评估后生成健康评估报告。

（4）健康评估报告。

支持查看健康评估报告内容。

（5）健康监测。

①健康监测：通过智慧医疗可穿戴设备获取健康体征信息，记录并展示。

②信息同步：将健康体征信息同步给获得权限的亲友。

③异常提醒：当体征监测、实验室检查出现异常时，提醒健康管理对象及其获得权限的亲友。

（6）健康宣教内容推送。

①个性化处方推送：消息推送到健康管理对象手机并由其查看个性化处方信息。

②健康建议：查看个性化处方健康建议，包括合理的膳食、运动、生活方式、筛查及治疗等各方面的健康知识和建议。

（7）用药提醒。

健康管理师给健康管理对象设定用药提醒，到服药时间点健康管理对象可以在微信或短信上收到提醒；支持健康管理对象根据自己的服药情况自主设置用药提醒。

（8）复诊提醒。

自动进行复诊提醒，可以通过微信、短信等形式进行提醒。

参考文献

—◆ ◆ ◆ ◆ ◆—

［1］王子扬，王建朝，冀来喜.推拿治疗"乳络不通"相关乳腺病研究进展［J］.内蒙古中医药，2024，43（7）：129-133.

［2］冯刚.miR-34a 对乳腺癌生物学行为及其化疗敏感性影响的研究［D］.武汉：武汉大学，2017.

［3］陆单丽，王志兵，施胜钰.育龄期女性综合乳房保健干预的应用效果［J］.中国妇幼保健，2021，36（19）：4424-4427.

［4］黄金华，鲁翠红，吕英杰.北京市海淀区健康体检女性良性乳腺疾病的流行状况研究［J］.健康体检与管理，2022，3（4）：401-403.

［5］余银香.彩色多普勒超声联合人工智能技术在乳腺癌诊断中的应用价值［J］.中国医疗器械信息，2023，29（23）：91-93.

［6］STRATTON M R, RAHMAN N. The emerging landscape of breast cancer susceptibility［J］. Nat Genet, 2008, 40（1）: 17-22.

［7］ENG C. Will the real Cowden syndrome please stand up：revised diagnostic criteria［J］. J Med Genet, 2000, 37（11）: 828-830.

［8］BEGG C B, HAILE R W, BORG A, et al. Variation of breast cancer risk among BRCA1/2 carriers［J］. JAMA, 2008, 299（2）: 194-201.

［9］ANTONIOU A, PHAROAH P D, NAROD S, et al. Average risks of breast and ovarian cancer associated with BRCA1 or BRCA2 mutations detected in case series unselected for family history：a combined analysis of 22 studies［J］. Am J Hum Genet, 2003, 72（5）: 1117-1130.

［10］FORD D, EASTON D F, BISHOP D T, et al. Risks of cancer in BRCA1-mutation carriers. Breast Cancer Linkage Consortium［J］. Lancet, 1994, 343（8899）: 692-695.

［11］BROSE M S, REBBECK T R, CALZONE K A, et al. Cancer risk estimates for BRCA1 mutation carriers identified in a risk evaluation program［J］. J Natl Cancer Inst, 2002, 94（18）: 1365-1372.

［12］KHAN N A J, TIRONA M. An updated review of epidemiology, risk factors, and management of male breast cancer [J]. Med Oncol, 2021, 38 (4): 39.

[13] FORD D, EASTON D F, STRATTON M, et al. Genetic heterogeneity and penetrance analysis of the BRCA1 and BRCA2 genes in breast cancer families. The Breast Cancer Linkage Consortium [J]. Am J Hum Genet, 1998, 62 (3): 676−689.

[14] MADIGAN M P, ZIEGLER R G, BENICHOU J, et al. Proportion of breast cancer cases in the United States explained by well-established risk factors [J]. J Natl Cancer Inst, 1995, 87 (22): 1681−1685.

[15] CLAVEL-CHAPELON F, GERBER M. Reproductive factors and breast cancer risk. Do they differ according to age at diagnosis？[J]. Breast Cancer Res Treat, 2002, 72 (2): 107−115.

[16] GARLAND M, HUNTER D J, COLDITZ G A, et al. Menstrual cycle characteristics and history of ovulatory infertility in relation to breast cancer risk in a large cohort of US women [J]. Am J Epidemiol, 1998, 147 (7): 636−643.

[17] BRUZZI P, NEGRI E, VECCHIA C L, et al. Short term increase in risk of breast cancer after full term pregnancy [J]. BMJ, 1988, 297 (6656): 1096−1098.

[18] WHITE E, LEE C Y, KRISTAL A R. Evaluation of the increase in breast cancer incidence in relation to mammography use [J]. J Natl Cancer Inst, 1990, 82 (19): 1546−1552.

[19] GENEVIEVE D, RISBRIDGER G, BRITT K. Mammary stem cells and parity-induced breast cancer protection-new insights [J]. J Steroid Biochem Mol Biol, 2017 (170): 54−60.

[20] AL-AJMI K, LOPHATANANON A, OLLIER W, et al. Risk of breast cancer in the UK biobank female cohort and its relationship to anthropometric and reproductive factors [J]. PLoS One, 2018, 13 (7): e0201097.

[21] Collaborative Group on Hormonal Factors in Breast Cancer. Breast cancer and breastfeeding: collaborative reanalysis of individual data from 47 epidemiological studies in 30 countries, including 50302 women with breast cancer and 96973 women without the disease [J]. Lancet, 2002, 360 (9328): 187−195.

[22] YE Z, GAO D L, QIN Q, et al. Breast cancer in relation to induced abortions in a cohort of Chinese women [J]. Br J Cancer, 2002, 87 (9): 977−981.

[23] REEVES G K, KAN S-W, KEY T, et al. Breast cancer risk in relation to abortion：results from the EPIC study [J]. Int J Cancer, 2006, 119 (7): 1741−1745.

[24] HVIDTFELDT U A, TJØNNELAND A, KEIDING N, et al. Risk of breast cancer in relation

to combined effects of hormone therapy, body mass index, and alcohol use, by hormone-receptor status [J]. Epidemiology, 2015, 26 (3): 353–361.

[25] MAMOUNAS E P, BANDOS H, RASTOGI P, et al. Ten-year update: NRG Oncology/National Surgical Adjuvant Breast and Bowel Project B-42 randomized trial: extended letrozole therapy in early-stage breast cancer [J]. J Natl Cancer Inst, 2023, 115 (11): 1302–1309.

[26] TWOROGER S S, ROSNER B A, WILLETT W C, et al. The combined influence of multiple sex and growth hormones on risk of postmenopausal breast cancer: a nested case-control study [J]. Breast Cancer Res, 2011, 13 (5): R99.

[27] Collaborative Group on Hormonal Factors in Breast Cancer. Breast cancer and hormonal contraceptives: collaborative reanalysis of individual data on 53297 women with breast cancer and 100239 women without breast cancer from 54 epidemiological studies [J]. Lancet, 1996, 347 (9017): 1713–1727.

[28] ANDERSON G L, CHLEBOWSKI R T, ARAGAKI A K, et al. Conjugated equine oestrogen and breast cancer incidence and mortality in postmenopausal women with hysterectomy: extended follow-up of the Women's Health Initiative randomised placebo-controlled trial [J]. Lancet Oncol, 2012, 13 (5): 476–486.

[29] MOKBEL K, MOKBEL K. Chemoprevention of breast cancer with vitamins and micronutrients: a concise review [J]. In Vivo, 2019, 33 (4): 983–997.

[30] ZHOU X, YU L L, WANG L J, et al. Alcohol consumption, blood DNA methylation and breast cancer: a Mendelian randomisation study [J]. Eur J Epidemiol, 2022, 37 (7): 701–712.

[31] MARUTI S S, WILLETT W C, FESKANICH D, et al. A prospective study of age-specific physical activity and premenopausal breast cancer [J]. J Natl Cancer Inst, 2008, 100 (10): 728–737.

[32] MATTHEWS C E, SHU X O, JIN F, et al. Lifetime physical activity and breast cancer risk in the Shanghai Breast Cancer Study [J]. Br J Cancer, 2001, 84 (7): 994–1001.

[33] LEE I M, COOK N R, REXRODE K M, et al. Lifetime physical activity and risk of breast cancer [J]. Br J Cancer, 2001, 85 (7): 962–965.

[34] NEKOLLA E A, KELLERER A M, KUSE-ISINGSCHULTE M, et al. Malignancies in patients treated with high doses of radium–224 [J]. Radiat Res, 1999, 152 (6 Suppl): S3–S7.

［35］STEBBINGS J H, LUCAS H F, STEHNEY A F. Mortality from cancers of major sites in female radium dial workers［J］. Am J Ind Med, 1984, 5（6）: 435-459.

［36］SUN Z J, INSKIP P D, WANG J X, et al. Solid cancer incidence among Chinese medical diagnostic x-ray workers, 1950-1995: Estimation of radiation-related risks［J］. Int J Cancer, 2016, 138（12）: 2875-2883.

［37］FISHER B, COSTANTINO J P, WICKERHAM D L, et al. Tamoxifen for prevention of breast cancer: report of the National Surgical Adjuvant Breast and Bowel Project P-1 Study［J］. J Natl Cancer Inst, 1998, 90（18）: 1371-1388.

［38］MCCORMACK V A, SILVA I D S. Breast density and parenchymal patterns as markers of breast cancer risk: a meta-analysis［J］. Cancer Epidemiol Biomarkers Prev, 2006, 15（6）: 1159-1169.

［39］BOYD N F, GUO H, MARTIN L J, et al. Mammographic density and the risk and detection of breast cancer［J］. N Engl J Med, 2007, 356（3）: 227-236.

［40］CUZICK J, WARWICK J, PINNEY E, et al. Tamoxifen-induced reduction in mammographic density and breast cancer risk reduction: a nested case-control study［J］. J Natl Cancer Inst, 2011, 103（9）: 744-752.

［41］DUPONT W D, PAGE D L. Risk factors for breast cancer in women with proliferative breast disease［J］. N Engl J Med, 1985, 312（3）: 146-151.

［42］KURIAN A W, MCCLURE L A, JOHN E M, et al. Second primary breast cancer occurrence according to hormone receptor status［J］. J Natl Cancer Inst, 2009, 101（15）: 1058-1065.

［43］YAGHJYAN L, COLDITZ G A, WOLIN K. Physical activity and mammographic breast density: a systematic review［J］. Breast Cancer Res Treat, 2012, 135（2）: 367-380.

［44］CHLEBOWSKI R T, ANDERSON G L, GASS M, et al. Estrogen plus progestin and breast cancer incidence and mortality in postmenopausal women［J］. JAMA, 2010, 304（15）: 1684-1692.

［45］LIAO D, LIU Z, WRASIDLO W J, et al. Targeted therapeutic remodeling of the tumor microenvironment improves an HER-2 DNA vaccine and prevents recurrence in a murine breast cancer model［J］. Cancer Res, 2011, 71（17）: 5688-5696.

［46］GIULIANO A E, BOOLBOL S, DEGNIM A, et al. Society of Surgical Oncology: position statement on prophylactic mastectomy. Approved by the Society of Surgical Oncology Executive Council, March 2007［J］. Ann Surg Oncol, 2007,

14（9）：2425–2427.

［47］HARTMANN L C, SCHAID D J, WOODS J E, et al. Efficacy of bilateral prophylactic mastectomy in women with a family history of breast cancer ［J］. N Engl J Med, 1999, 340（2）：77–84.

［48］裴晓华.用"未病"的观点对待乳腺增生病［J］.江苏中医药，2007，39（11）：8.

［49］孟洁.浅谈乳腺疾病的中医治疗［J］.中国中医药现代远程教育，2014，12（9）：119–120.

［50］楼丽华.乳腺增生病现代中医诊治的再认识［J］.江苏中医药，2007，39（11）：1–2.

［51］王宝珏，李熠.中医药疗法在乳腺癌治疗应用中的研究进展［J］.智慧健康，2018，4（15）：39–41.

［52］叶霈智.肿瘤治疗 中药与放化疗不冲突［J］.江苏卫生保健，2018（9）：21.

［53］张代钊.中医药与放射治疗相结合的治疗［J］.中国肿瘤，1993，2（9）：15–17.

［54］连粉红，夏小军，郭炳涛，等.中医药防治肿瘤放疗损伤的思路和方法［J］.甘肃医药，2020，39（8）：678–680.

［55］崔莎莎，姜翠红.乳腺癌围化疗期的中医药干预策略探讨［J］.山东中医杂志，2022，41（7）：706–710.

［56］琚皇进，罗莉，龙奉玺，等.中医药改善化疗毒副作用的临床运用概况［J］.湖南中医杂志，2016，32（1）：179–181.

［57］孙丽萍，王新月，刘翔，等.中医体质在乳腺疾病中的应用概述［J］.中国中医药现代远程教育，2022，20（7）：197–200.

［58］冯艳，盖娟娟.中医体质学在乳腺癌预防中的应用［J］.辽宁中医杂志，2010，37（2）：298–299.

［59］张敏，姚昶，孙莉.172例乳腺肿块患者的中医体质辨识研究［J］.江苏中医药，2019，51（5）：38–40.

［60］韩沉英.青春期的性荷尔蒙与运动［J］.当代体育科技，2018，8（5）：209，211.

［61］王文龙，米靖，陆一帆，等.运动干预女性更年期症状研究进展［J］.中国运动医学杂志，2021，40（2）：153–160.

［62］周龙峰，荣湘江，郑睿敏.更年期女性运动健康需求与运动处方研究进展［J］.中国康复医学杂志，2021，36（9）：1184–1189.

［63］BULL F C, AL-ANSARI S S, BIDDLE S, et al. World Health Organization 2020 guidelines on physical activity and sedentary behaviour ［J］. Br J Sports Med,2020,54（24）：1451–1462.

［64］王斌. 膳食脂肪酸摄入水平、体内脂肪酸组成谱及其与乳腺癌发病的相关性研究［D］. 重庆：第三军医大学，2008.

［65］童静韬，王颖，杨婷，等. 乳腺癌病人的睡眠质量与住院应激、心理困扰相关性研究［J］. 全科护理，2021，19（32）：4581-4584.

［66］王晓梅，茹永飞，马婷，等. 乳腺癌患者睡眠质量与癌症复发恐惧相关性研究［J］. 农垦医学，2021，43（2）：132-137.

［67］栾娜. 乳腺癌患者睡眠质量及相关因素的研究［D］. 济南：山东大学，2019.

［68］谢梅兰. 乳腺癌术后影响患者睡眠质量的相关因素分析［J］. 世界睡眠医学杂志，2021，8（4）：642-644.

［69］朱华，赵健. 乳腺癌病人术后失眠原因分析及护理［J］. 现代护理，2002（9）：692.

［70］陆艺丹，胡一惠，徐洁慧. 乳腺癌术后病人睡眠障碍与干预策略的研究进展［J］. 全科护理，2022，20（9）：1176-1179.

［71］福岛亮治，海堀昌树. 加速外科康复［M］. 朱毅，纪美芳，梁廷营，译. 北京：北京科学技术出版社，2019.